◎山东大学2022研究生核心课程教材出版专项(HXJC202229)
◎山东大学齐鲁医学部教学改革项目(2020Y20)

卫生管理基础研究方法

Research Methods in Health Management

贾莉英　主编

山东大学出版社
SHANDONG UNIVERSITY PRESS
·济南·

图书在版编目(CIP)数据

卫生管理基础研究方法 / 贾莉英主编；孙晓杰，李慧，王海鹏副主编. 一济南：山东大学出版社，2023.5
ISBN 978-7-5607-7814-3

Ⅰ.①卫…　Ⅱ.①贾…　②孙…　③李…　④王…　Ⅲ.①卫生管理－研究方法　Ⅳ.①R19

中国国家版本馆CIP数据核字(2023)第052748号

策划编辑　蔡梦阳
责任编辑　蔡梦阳
封面设计　王秋忆

卫生管理基础研究方法
WEISHENG GUANLI JICHU YANJIU FANGFA

出版发行	山东大学出版社	
社　　址	山东省济南市山大南路20号	
邮政编码	250100	
发行热线	(0531)88363008	
经　　销	新华书店	
印　　刷	济南乾丰云印刷科技有限公司	
规　　格	720毫米×1000毫米　1/16	
	9.5印张　170千字	
版　　次	2023年5月第1版	
印　　次	2023年5月第1次印刷	
定　　价	45.00元	

《卫生管理基础研究方法》
编委会

主　编　贾莉英

副主编　孙晓杰　李　慧　王海鹏

前　言

　　本教材主要供社会医学与卫生事业管理、公共卫生以及相关专业的研究生使用,也可以作为从事卫生管理领域相关研究人员的参考书籍。卫生管理及其相关专业的研究生和研究人员需要了解卫生事业发展的基本趋势和医学科学的基本规律,掌握本专业基础知识、卫生管理理论、基本的研究方法和关键技术,并能够进行相关理论的丰富和拓展,运用所学知识分析和解决卫生领域的现实问题,为卫生决策提供科学证据。尤其是对研究生而言,要完成学业就必须掌握规范、科学的研究方法,树立科学研究的思路与逻辑,并通过科学研究的实践来验证掌握的知识、理论和方法,以学术报告、政策简报或学术论文等形式将研究结果应用到社会中。

　　卫生管理研究作为社会研究的一部分,既遵循社会科学研究的一般规律,又具有卫生领域的特征,研究方法具有专业性,体现在以下几个方面:第一,卫生管理研究的范畴更加宽泛,包括卫生体系的管理、卫生服务的管理、人群的健康管理、疾病的管理、药品的管理等,相比其他行业更具有特殊性,要采用专业的研究方法与技术手段。第二,卫生管理研究具有复杂性,要根据不同的管理问题、不同的研究对象采用适当的研究方法。其既包括对宏观卫生问题的研究,范围涉及卫生体系和社会整体;又包括中级卫生问题,范围涉及卫生机构或组织和部分人群;还包括微观的卫生问题,范围涉及单个卫生组织或个体。研究人员要根据研究目的和研究问题采用不同的研究方法来提供科学证据,同时考虑宏观环境和生物医学技术等因素,综合运用各种研究方法。第三,卫生管理研究方法具有多学科交叉特点,包括社会学、人类学、经济学、管理学、统计学、临床医学、预防医学等多门学科都与卫生管理研究的内容相关,而这些学科的方法都会应用到卫生管理研究中,如社会学研究的现场调查方法、管理学中的扎根理论、经济学模型、统计分析方法、临床医学的循证方法等都体现在卫生管理研究中。

本教材得到山东大学"研究生核心课程教材出版专项"的资助。教材编写团队均为"卫生管理基础研究方法"授课的核心成员,研究方向包括卫生政策研究、卫生管理研究和卫生经济研究等多个领域,在科学研究方法和实践上积累了丰富的理论基础和实践经验。在"卫生管理基础研究方法"这门课的授课过程中,授课团队及时了解和掌握卫生管理专业学生在科研和学习上的需求,针对卫生管理学跨学科的特点,设计与开发了卫生管理特色的教学内容与方法,积累了丰富的教学资料。在此,感谢山东大学给予的机会与资助,使教学团队的教学成果用教材的形式体现出来。本书中个别外文单词或字母暂无正式中文译名,为避免讹误,未翻译为中文。

2022年是不寻常的一年,在这个特殊的时期,教材编写团队沉淀情绪,扎实地投入教材编写中,感谢各位编委高质量的产出。本教材按照卫生管理研究的过程和步骤进行编写,贾莉英副教授负责编写第一章和第四章,孙晓杰教授负责编写第二章和第三章,李慧副教授负责编写第五章和第六章,王海鹏副教授负责编写第七章和第八章。

感谢山东大学卫生管理与政策研究中心对教材编写和出版工作的大力支持,感谢"卫生管理基础研究方法"课程组的王健教授、李顺平教授、徐凌忠教授、阴佳副教授、李佳佳副教授对教学的贡献,感谢卫生管理与政策研究中心的其他老师和研究生对教学团队的支持。感谢山东大学研究生核心课程教材出版专项(HXJC202229)和山东大学齐鲁医学部教学改革项目(2020Y20)的大力支持。在教材出版之际,获知"卫生管理基础研究方法"被评为山东大学2022年度研究生教育优质课程,这离不开教学团队的努力与付出,在此一并致谢。

感谢山东大学出版社的支持和编辑团队在教材的统稿、校对等工作中的辛勤付出。本教材欠妥之处在所难免,恳请各校师生和读者提出宝贵意见。

贾莉英

2023年3月

目　录

第一章　概　论

科学研究是一个不断循环的过程,包括提出一个研究问题、进行文献回顾找到理论、提出假设和设计及执行实证研究四个基本步骤。卫生管理研究的特点包括专业性、复杂性和多学科交叉等,内容包括发现问题、确定选题、定义概念、抽取变量、构建理论、测量指标、收集数据、分析讨论、获得结论等。

第一节　卫生管理研究的基本概念

卫生管理科研方法是指在探索卫生事业与发展规律及其在管理卫生事业活动的过程中所形成的科学研究方法。卫生管理研究方法既运用社会科学的研究方法,又包含自然科学的研究方法,是多学科交叉的科学研究。因此,卫生管理研究既遵循科学研究的基本规律,同时又具有本领域的特点。

一、科学研究、方法、研究方法的概念

"科学研究"的定义因为社会科学研究人员的立场不同而不同,包括客观主义(或实证主义)的观点、主观主义(或解释主义)的观点以及折中的态度(既承认客观现实的存在,又强调主观理解的作用)。德国社会学家马克斯·韦伯一方面认为自然现象与社会现象存在本质上的不同,后者含有社会成员对自己和他人行为的主观理解,社会事实最终必须归结为可以被人理解的事实;另一方面,他也认为社会行为是有一定的"规律"可寻的,研究可以通过一定手段和方法找到这些"规律"。因此,社会科学研究必须客观地观察行动者的行为和思想状态,同时依靠研究人员的主观直觉和理解对这些行为和思想的意义

进行判断。

《中文大辞典》对"方法"的解释是"行事之条理也";从字面上讲,其指的是"一门逻各斯",即"关于沿着—道路—行进的学问"。它指的是人的活动的法则,是"行事之条理和判定方形之标准"。具体地说,"方法"就是人为达到一定目的而必须遵循的原则和行为。

研究方法是从事研究的计划、策略、手段、工具、步骤以及过程的总和,是研究的思维方式、行为方式以及程序和准则的集合。一般来讲,研究方法可以从方法论、研究方法或方式、具体的技术和技巧三个层次进行探讨,本书主要对后面两个层次有所涉及。

二、科学研究过程

科学研究过程是一个涉及许多活动的不断循环的过程,该过程既可以始于理论,也可以终于理论。科学研究过程假设研究人员已经选择了一个有意义的研究问题并且已经做了相关的文献回顾。从理论开始的演绎被认为是演绎导向的假设检验研究,而从观察开始的研究则被认为是归纳导向的建立理论研究。科学研究过程的要素如图1-1所示。

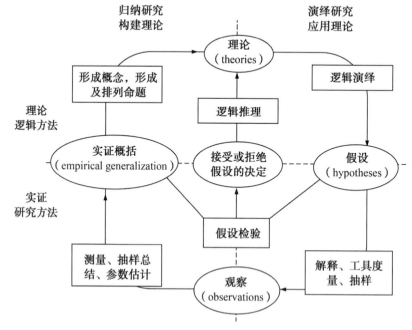

图1-1 科学研究过程的要素

循环的左侧为归纳导向的研究方法,循环的右侧为演绎导向的方法。循环的上半部分是指逻辑的方法,即通过归纳和演绎的逻辑实现理论化的过程;下半部分是实证的方法,即在研究方法的帮助下从事研究的过程。

假设检验的研究遵循图1-1右半部分的流程。第一,通过逻辑演绎的方法,理论被转化成假设。假设是对研究问题的暂时回答,包括可测量的构念。第二,研究假设会指导研究设计,包括确定所需数据或观察资料的类型、搜集资料的工具、记录数据的量表以及合适的样本来源,从而假设被转换为观察。第三,通过测量、样本归纳、参数估计,观察被转化成实证概况。第四,假设检验的一致性,决定接受还是拒绝假设。这是通过逻辑推断对理论进行证实、修改或拒绝的过程。这个从理论开始,通过观察资料来证实或拒绝假设的过程称为"演绎法"。

研究也可以从观察开始,以理论结束。这类研究适用于当研究人员不能找到或提出一种理论来解释疑难或研究问题的时候。研究人员是在从事归纳型的建立理论的研究。其成果是形成理论和命题,对困惑问题提供可能的解释或回答。这个过程遵循图1-1左半部分的流程。第一,建立理论的研究从观察开始。第二,通过测量、样本归纳、参数估计来搜集观察资料,并加以分析,将其转化为实证概括。与演绎法不同的是,理论建立过程中,数据分析常使用质化分析技术,如内容分析。第三,实证概括通过形成概念、命题和命题组合而转化为理论。这个过程就是归纳法。

三、科学研究过程的操作指南

科学研究过程的操作指南如图1-2所示。

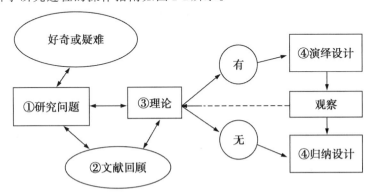

图1-2 科学研究过程的操作指南

科学研究过程有四个步骤:

第一步是提出一个研究问题。研究问题是对某一现象的好奇或困惑。它陈述了两个或多个变量之间的潜在关系,但并没有明显的答案,提供了进行实证研究的可能性,通常始于"是什么、为什么、何时、如何"等问题。

第二步是进行文献回顾。一旦有了研究问题,就需要进行广泛的文献回顾,其可以帮助研究人员评价研究问题是否已经得到回答,找到相关理论来解决困惑,还可能指出更准确的构念,从而改进研究问题,甚至改变研究问题。在第一步和第二步之间存在回馈循环。

第三步是找到理论、提出假设。理论可解释"为什么"和"如何"等问题,假设是对研究问题的暂时回答。理论包含定义清晰的构念,并使用清楚的逻辑,解释这些构念如何相关。现有的理论对于回答研究问题、产生有意义的假设至关重要。假设是对这些构念之间的可能关系的陈述,其涉及可测量的构念。这些假设指引研究设计和数据搜集。

第四步是设计和执行实证研究。这个步骤包括研究设计、数据搜集和数据分析。当现有理论能够形成假设的时候,则可以选择演绎研究,与之对应的研究设计可以是实验或问卷调查等。当现有理论无法对研究问题进行回答时,则可以选择归纳研究,如案例研究或其他的定性研究方法。

上述科学研究的四个步骤不一定遵循单一的方向,有些步骤相互之间存在回馈循环,一些步骤之间的顺序可能颠倒。

四、社会研究中的一些辩证关系

卫生管理研究属于社会研究的范畴,因此研究人员需要对社会研究中的一些辩证关系进行初步了解。

（一）个案式与通则式的解释模式

个案式与通则式是两种常用因果关系的推理方式。试图详尽地解释某种现象或问题的因果推理为个案式解释,其试图完全了解案例之所以发生的所有因素,其局限性为视野的局限;某些个案可能部分地应用在其他现象中,但这种推理方式在于能够完全地解释某个案例。通则式的解释更具有普遍性,包括更广泛的经验或观察,试图解释某一类的情形或事物,而不是个案。通则式解释使用一个或几个解释因素,也是对部分问题的解释。

两种模式都是社会研究中的重要工具。若研究聚焦个体的因果关系可以使用个案式,探讨一般性问题的研究可以使用通则式。

（二）归纳与演绎理论

归纳是从个别出发以达到一般性,从一系列特定的观察中,发现一种模式,在一定程度上代表所有给定事件的秩序。演绎式的推理(演绎)是从一般到个别,从逻辑或理论上预期的模式到观察检验预期的模式是否确定存在。演绎是从"为什么"推演到"是否"的过程,而归纳模式则相反。

归纳法和演绎法会继续在第二章进行讨论。

(三)定量与定性资料

社会研究中定量与定性资料实质性的区别在于数据化或非数据化。定量化常常使观察更加明确,也比较容易将资料进行整合、对比或得出结论,而且为统计分析从简单的平均到复杂的公式和数学模型提供了可能性。在测量某些性质的时候,用数字来表示的定量数据比用词语来表示的数据更好。但是,定量数据也附带了数字本身的不足,其中包括意义丰富性的潜在缺失。定性数据的意义比定量数据更丰富,但也存在其纯粹为口头描述的不足。

社会研究中,定性方法和定量方法都很实用,都应该掌握,而且定性和定量相结合的混合研究策略正得到越来越多的应用。

(四)抽象研究与应用研究

从事社会研究的科学家通常有两种动机,即理解和应用。一方面他们试图解释社会生活的本质,透过现象或事件的表象去发现其中的意义,这种属于科学领域的纯粹研究。另一方面,科学家由于研究目的的激发,试图展现所学到的知识,要将他们有关社会方面的知识付诸行动。上述两种倾向对于社会研究来说都是有效的、重要的。

五、理论的组成要素

理论的组成要素主要包括概念、命题、逻辑和假设。概念阐述了理论"是什么",命题阐述了理论是"怎样的",逻辑阐述理论的"为什么",假设阐述了"谁、什么时候以及在哪儿"。理论借助概念来解释所观察到的现象。乔纳森·特纳把概念称为"构建理论的基本单位"。概念是代表研究领域中各类现象的抽象元素。度量抽象概念的代表就是变量。科学研究一般沿着两个方向——理论方向和实证方向。概念是理论层面的,变量则是实证层面的度量和观测。公理或基本假定是理论所依据的基本主张,被认为是"真",它们构成理论的基础。命题是对来自公理的概念之间的关系的描述,从命题出发,就能够得出假设。假设是对经验真实的特别期待,是从命题和理论中发展出来,并能够被检验、被研究间接支持(或不支持)的理论。

理论的组成要素会在第二章详细讨论。

六、卫生管理研究的特征

卫生事业管理是指政府卫生行政部门及有关行政部门根据卫生事业的规律和特点,将卫生资源进行优化配置、及时合理地提供给全体人民,并对维护和增进人民健康的组织体系、系统活动和社会措施进行管理。卫生管理研究的特征包括:

（一）专业性

卫生管理研究作为社会研究的一部分,既要遵循社会科学研究的一般规律,又具有卫生领域的特征,其研究方法具有专业性。卫生体系的管理、卫生服务的管理、人群的健康管理、疾病的管理、药品的管理等都是卫生管理研究的范畴,比其他行业更具有特殊性,要采用专业的研究方法与技术手段。

（二）复杂性

卫生管理内容的广泛性和复杂性决定了卫生管理研究的复杂性。要根据不同的管理问题、不同的研究对象采用适当的研究方法,这也决定了卫生管理研究方法的复杂性。其既包括对宏观卫生问题的研究,范围涉及卫生体系和社会整体;又包括中级卫生问题,范围涉及卫生机构或组织和部分人群;还包括微观的卫生问题,范围涉及单个卫生组织或个体。而研究人员要根据研究目的和研究问题采用不同的研究方法来提供科学证据,同时考虑宏观环境和生物医学技术等因素,综合运用各种研究方法。

（三）多学科交叉

卫生管理的范畴决定了其研究方法具有多学科交叉特点,包括社会学、人类学、经济学、管理学、统计学、临床医学、预防医学等多门学科都与卫生管理研究的内容相关,也决定了卫生管理研究内容的复杂性。

七、卫生管理研究与其他学科的关系

作为多学科交叉的卫生管理研究,其研究方法也要结合其他学科的知识与方法。

（一）社会学与卫生管理研究

卫生管理本身属于社会科学的范畴,对其进行的研究属于社会研究的内容。社会学研究的具体方法是指研究各阶段使用的具体方法技术,包括资料收集方法、资料分析方法和其他技术手段(或工具)。在资料收集方面,社会调查研究中使用比较多的方法有文献法、观察法、访问法、实验法，一般的使用技术有全面调查、抽样调查、个案调查及典型调查等，利用的工具一般有问卷调查、电话调查、网上调查、量表调查，资料分析的方法有统计分析方法、运筹分析与模拟方法、比较方法、理论分析方法等。这些方法广泛应用于卫生管理的研究。

（二）管理学与卫生管理研究

管理学方法包括定量方法和定性方法，其中常见的定性方法包括案例分析法、文本分析法、扎根理论法、访谈法，定量方法包括问卷调查法、实验研究法、二手数据法等。这些不同的研究方法具有不同的基本特点和适用条件，卫生管理研究中可以根据研究问题和研究目的对数据收集的方法进行选择。

（三）经济学与卫生管理研究

卫生费用的增长主要是由卫生服务数量的增加、服务质量的提高和服务价格的相对增加引起的，这些现象的背后是经济学原因，需要用经济学模型来解释。卫生资源的稀缺性决定了在卫生决策中更加关注成本，所以经济学方法如"成本—效益"分析、"成本—效果"分析和"成本—效用"分析（生命质量）广泛应用于卫生管理研究中。

（四）预防医学与卫生管理研究

预防医学是以人群为主要研究对象，以"环境—人群—健康"为模式，运用生物医学、环境医学和社会医学等理论和方法，探讨疾病在人群中发生发展以及自然和社会环境因素对人群健康和疾病的影响规律，以制定防制对策，达到预防疾病、促进健康和提高生命质量的目的。预防医学中所运用的社会医学理论与方法，在卫生管理的健康管理、疾病管理等领域得到了非常广泛的应用。这些研究通过对疾病及其社会环境因素发生规律和趋势的探究，来探讨综合的管理措施和配套政策的开发。

（五）临床医学与卫生管理研究

临床医学研究方法通常包括随机对照试验、队列研究、案例研究等。随机对照试验研究方法在卫生管理研究中很难实施，而队列研究、案例研究等方法则可以借鉴。近些年循证医学的理念也应用到卫生管理研究中，卫生决策开始由经验决策转向证据为基础的决策，循证卫生政策方法得到了开发与应用。

（六）统计学与卫生管理研究

卫生管理方法中数据收集后，利用统计分析，可以控制分析人群中的混淆差异，差异控制得越好，分析结果的可靠性越高。卫生管理研究中通常有理论假设,在验证这个假设的过程中就需要利用统计分析方法,选择符合检验目的的样本,计算集中趋势和离差程度引出适当的推论。统计学方法是卫生管理研究中重要的数据分析工具。

八、卫生管理研究方法的意义

卫生管理及其相关专业的研究生和研究人员需要了解卫生事业发展的基本趋势和医学科学的基本规律,掌握本专业基础知识、卫生管理理论、基本的研究方法和关键技术,并能够进行相关理论的丰富和拓展,运用所学知识分析和解决卫生领域的现实问题,为卫生决策提供科学证据。尤其是对于研究生而言,要完成学业就必须掌握规范、科学的研究方法,树立科学研究的思路与逻辑,并通过科学研究的实践来验证掌握的知识、理论和方法,以学术报告、政策简报或学术论文等形式将研究结果应用到社会。

第二节 卫生管理研究的过程与步骤

任何类型的科学研究都必须经过一个规范的科研过程,包括发现问题、确定选题、定义概念、抽取变量、构建理论、测量指标、收集数据、分析讨论、获得结论等科研过程。

一、卫生管理研究的过程与步骤

(一)确定研究题目,建立假设

1.选择研究题目

确定的研究题目要具有需求性和创新性。需求性包括现实需求和学术需求,即通常说的要具有现实意义和学术意义。创新性体现在提出新概念、新方法、新理论、新机制、新技术等。

2.文献整理与归纳

对研究主题相关的文献进行检索,通过一定的专业方法进行整理和归纳,从历史角度了解研究主题的来龙去脉和发展趋势,系统了解和掌握主题相关研究及其方法,从而明确研究的学术价值。

3.提出研究假设

在掌握大量现有资料的基础上,运用逻辑思维等方法对其进行科学抽象,形成科学假说,进而在研究过程中对其进行验证或解释,这是科学研究在方法上创新的重要阶段。

4.建立理论框架

理论框架是指导科研过程的重要手段。理论框架有助于对提出的研究假设进行理论证明,确定研究的指导思想和理论基础,还可以保持研究方向的正确性、研究路线和思维的逻辑性。理论框架既要展现出已有的理论和实践支持,还应该展现出研究的思维创新点。

研究人员通常用框图来表达某个理论。框图由方框和箭头构成,方框代表概念或变量,箭头表示概念或变量之间的关系。一个完整的框图能够将理论模型的大概脉络或骨架表达出来。

(二)设计研究方案

研究方案设计包括技术路线、实施计划、资料整理与分析计划三个方面。技术路线是对研究方案做出的统筹安排,使研究按计划、分步骤地进行;实施计划包括确定研究对象与范围、抽样方法与样本大小、研究工具的设计、资料收集方法、质量控制措施等;资料整理与分析计划包括设计分组、设计整理表、归组方法等。

(三)收集数据

根据研究目的,选择收集数据的可靠方式。收集数据包括设计调查工具、协调调查工作和开展实地调查。研究人员需要选择或者设计调查工具来进行数据的收集;如果是自己设计的调查工具,可以通过预调查进行验证和不断调整,保证工具的科学性和适用性。

(四)整理和分析数据

将收集到的数据进行整理与归纳,根据数据的性质和特征进行分析。收集的数据一般分为定性数据和定量数据,均有专门的整理与分析方法。其中,定量数据根据不同的特征选择适当的统计分析方法。

(五)解释结果,撰写报告

通过数据分析的结果,需要对研究假设进行验证,结合研究背景进行解释,并根据要解决的研究问题提出合理的建议,以规范的形式进行报告撰写。

二、本书的框架

本书第一章着重阐述科学研究的基本概念、卫生管理研究的特点以及与其他学科方法之间的关系,然后说明卫生管理研究的过程与步骤,而后面的章节则根据该步骤来构建基本框架。提出和确定研究问题是卫生管理研究的起点,第二章将详细介绍如何选题、研究问题的来源以及研究如何与理论结合。在确定研究问题之前,研究人员需要了解该问题的重要性和现实意义。如果研究问题具备现实意义和学术价值,则要根据问题的内容进行方案设计,包括研究设计的步骤以及选择怎样的研究设计方法。第三章将详细介绍卫生管理研究常用的定量研究方法和定性研究方法。此外,研究人员还要分析该问题是否已经有可以选择的方案和方法,在学术上有没有贡献,以及是否有理论做支撑,而这需要通过规范的文献综述方法来完成,第四章会详细介绍系统综述方法。根据研究设计的需求,如果进行实地调查,则要确定研究对象,用科学的方法进行样本的选择与抽样,并选择或设计调查工具(第五章和第六章)。对收集的数据进行整理与分析,根据研究目的和研究问题选择合适的统计分析方法,针对不同类型的数据,如定量数据、分类数据、定性数据、文本数据等采用不同的分析方法和模型,并通过模型验证变量之间的关系,进而确定选择的理论或建立的假设是否成立(第七章),同时根据外部环境和研究对象的特征对分析的结果进行解释。对于研究结果有很多种途径进行推广,而每一种方式都有其特点和注意事项,用科学严谨的方式进行研究结果的传播是完成科学研究后的一个非常重要的步骤。研究报告和研究论文是最主要的传播方式,第八章详细描述研究报告和研究论文的结构框架,以及在撰写和投稿中需要注意的问题,从而给研究人员和研究生提供规范的指导。

第三节　科学研究的伦理

伦理在韦氏词典中的定义为"与特定职业或群体相一致的行为标准"。研究项目会受到科学、管理、伦理等因素的限制,而卫生管理领域对伦理的要求更加严格。下面概括了社会研究中普遍流行的伦理准则。

一、研究人员对研究对象的伦理责任

(一)自愿参加

医学研究伦理的主要信条是参与实验者一定是自愿的。同理,其也适用于社会研究,任何人不能被迫参与。但是这个规范无论是在描述性调查中还是在实地研究中都面临着难以实施的境地。例如描述性研究中,除非受访者是经过科学抽样挑选出的,并且包括志愿者和非志愿者,否则研究人员就不能把调查结果推论到总体。实地研究中研究人员往往不能透露正在进行的研究,否则会影响研究的社会过程,这种情形下研究对象无法自愿选择参加或不参加该研究。

（二）对参与者无害

社会研究绝对不能伤害研究对象,不论其是否自愿参与。研究揭露的细节往往会使研究对象感到尴尬或危及其家庭生活、朋友关系、工作等。在研究过程中,研究对象很可能受到心理伤害,如被要求透露反常的行为、不为一般人所认同的态度或有关收入、领取救济金等伤害自身尊严的个人特质,可能迫使研究对象面对平时不考虑的问题,如某些不道德或不正义的行为等。

（三）匿名与保密

保护研究对象的权益首要考虑的是保护他们的身份,特别是在进行调查研究的时候。当研究人员无法确认哪种反应属于哪个研究对象时,这个研究对象就可以说是匿名的。当研究人员能够指认特定研究对象的回答,但承诺不会将其公开,该研究就做到了保密的要求。研究人员要做到匿名与保密,除在做调查之前需对访谈者或其他参与者进行教育外,最基本的方法是及时删除不再有用的并且可辨别研究对象身份的资料。可以对研究对象的姓名和地址等进行编号,纠正缺失信息和相矛盾的信息,确定完成访问并不再需要有关对象的详尽资料时,将这些个人信息删除。

二、研究人员团体的伦理责任

在科学领域中,研究人员对同行也有伦理责任,这些责任通常与数据分析和报告结果有关。在任何严谨的研究中,研究人员应该比任何人都熟悉研究技术的缺点和错误,因此有责任使读者了解这些缺失。只要是与分析有关的发现,即使是负面的,也应该报道出来。在科学上,知道两个变量相关或不相关具有同样的重要性。

三、科研伦理规范

科研伦理是科研活动中需要遵循的价值理念和行为规范,它贯穿于科研立项、研究实施、成果发表等科研活动的全过程。科学家作为科学技术创新行为最重要的实施主体,其开展科学研究所要遵循的伦理准则和行为规范被称为

"科研伦理"。伦理和道德两者均有行为准则的含义,但侧重点有所不同。通常,科研道德问题主要指科学研究过程中弄虚作假、剽窃他人成果、篡改实验数据、署名不当等问题;科研伦理则涉及科学研究中是否充分考虑受试者权益,是否违反尊重、不伤害、有利和公正等原则,以及是否会引发公共卫生安全风险或生态环境风险等。遵循科研伦理,规避科学研究潜在的生态风险、人身伤害,目标是保障受试者的合法权益,维护集体、国家甚至是人类的共同利益。

近年来,我国高度重视科研伦理建设。为进一步加大科研伦理治理力度,保障我国科技事业健康发展,我国对已有政策法规不断进行完善和修订。1988年,国家发布了《实验动物管理条例》,作为我国实验动物福利伦理审查的法规依据;2018年发布《实验动物福利伦理审查指南》,作为我国有关实验动物福利伦理审查的国家标准予以执行。2021年8月,科技部组织有关部门和专家对1988年发布的《实验动物管理条例》进行了全面修订,形成了《中华人民共和国实验动物管理条例(修订草案征求意见稿)》,面向社会公开征求意见。2016年,国家卫生计生委出台了《涉及人的生物医学研究伦理审查办法》(第11号),进一步细化了伦理审查的规则及程序。2021年3月,结合新的形势和要求,国家卫生健康委员会起草了《涉及人的生命科学和医学研究伦理审查办法(征求意见稿)》,面向社会公开征求意见。2021年7月,科技部研究起草了《关于加强科技伦理治理的指导意见(征求意见稿)》,面向社会公开征求意见。

随着科技的进步,更多科学研究的开展,旨在解决与人类密切相关的生命科学及社会科学的问题,科学研究要不要做、应不应该做,正是科研伦理需要关注和把握的。卫生管理研究作为交叉学科,要符合相关学科,如生命科学、社会心理学等的职业伦理规范。

思考题

1.科学研究的基本步骤是怎样的?

2.卫生管理研究有哪些特征?

3.卫生管理研究的基本步骤是怎样的?

第二章 研究范式、选题与问题提出

范式是指在某一学科内被人们所共同接受、使用并作为交流思想的一套概念体系和分析方法。科学研究始于发现问题,提出和确定研究问题则是卫生管理研究的起点。研究课题的确定离不开研究人员对于特定领域问题的发现和提炼,因此问题提出就成为整个研究过程的逻辑起点。研究者要正确设计研究课题,就必须善于提出问题。

第一节 研究的范式

一、范式的提出与发展

范式是一种世界观,是最高层次的方法论,任何一门学科都是在一定的范式指导下观察研究对象、收集并分析数据、检验假设、发展知识的过程。范式概念的产生、形成和发展是一个从客观主义逐渐走向相对主义的过程。范式的英文单词"Paradigm"源于古希腊,在15世纪时它就引申出多个含义相近的名词,包括规范、模型、模范、模式、范例等。美国科学社会学家、科学哲学家、科学史学家托马斯·库恩首次将范式一词应用于科学研究。此后,其他学者们提出了多种表达范式的相似术语(如哲学假定、认识论及本体论),或把它视为研究方法论。范式哲学化的表达:研究人员把知识观界定为什么是知识(本体论),如何认识它(认识论),它有何价值(价值论),如何撰写它(修辞论),以及研究它的程序步骤。作为一种系统性思维和认知模式,范式对思维升级有着重要作用。

二、范式的含义

范式可以被定义为:一个"科学共同体"在某一专业或学科中所具有的共同信念,这种信念规定了这个共同体的基本观点、基本理论和基本方法,提供了共同的理论模式和解决问题的方向,从而形成该学科的一种信念系统,并为该学科的发展规定了共同的趋向。

三、范式的分类

根据研究人员在进行研究设计时的知识观陈述,可将范式分为四大思想流派,即四类范式:后实证主义(post positivism)、建构主义(constructivism)、辩护(参与)主义(advocacy/participatory)和实用主义(pragmatism)。

（一）后实证主义

在社会调查中,实证主义涉及一种信念,即社会科学是自然科学,如物理、化学等。实证主义者基于观察和试验取得的大量事实和数据,利用统计推断的理论和技术,引进数量模型,从而对社会现象进行数量分析。实证主义者喜欢结构主义式的解释,他们尽量避免对人类意愿和情感的解释性阐释。

后实证主义是指在思想上源于实证主义,但在"知识的绝对真理性"这一观念上挑战传统观点。后实证主义认为当我们研究人类的行为和行动时,我们的知识观是无法"实证"的。由于实证主义在方法论上的局限,在经受众多批评后,后实证主义者承认研究人员不能"证实"一个理论或因果命题,但可以通过排除其他解释来增强这一理论。他们承认可以用不同的理论来解释同一组数据,尽管研究的过程中掺杂着主观因素,但仍应坚持客观性作为研究的努力方向,研究人员应该尽可能地保持中立。后实证主义还针对某些严格的科学方法(如随机对照试验)不能适合于社会科学研究的问题,提出了准实验(又称"自然实验")研究。

对后实证主义者而言,开展量化观察和进行个体行为研究至关重要,他们认为世界由规律或者理论统治着。这些规律和理论需要研究人员去查证、核实、提炼,以使研究人员能更好地了解这个世界。因此,在科学的方法中(在此仅指后实证主义者认可的科研方法),每一研究往往都始于理论;研究人员为此所收集的资料,要么可以支撑此理论,要么可以否认此理论,然后在进行下一个实验前对这一理论进行必要的修正。

（二）建构主义

建构主义的内容很丰富，其核心思想为知识是在主客体相互作用的活动中建构起来的。研究人员对研究对象的理解是与自己的人生背景紧密相关的，因此，他们在研究中应进行"自我定位"，以弄清个人的文化和历史经验如何影响他们对研究的解释。研究人员的意图就是要了解其他人对这个世界的认识。这类研究就要创造或归纳一项理论或意义模式，而不是像后实证主义那样从理论出发进行研究。总体上看，建构主义的哲学观更多地对人类行为进行了阐释，认为社会科学是与有意义的人类行为相关联的。研究人员常常使用的方法为参与式观察和实地研究，这往往需要花费很多时间与研究对象进行接触。相对于实证主义者的工具取向，建构主义者采用的是务实取向，他们关注人们在日常生活中的生活事件、互动和相处方式等。

（三）辩护（参与）主义

辩护（参与）主义者认为研究应当包括一个可能会改变参与者的生活、人们生存和工作的环境以及研究人员的人生等内容的改革行动议程。辩护主义研究人员通常把其他某一论题作为自己研究的焦点。这种研究为避免参与者的边缘化，会假定研究者与参与者以合作的方式进行研究。参与者可以帮忙设计问题、收集数据、分析信息或因参与研究而获得报酬。这种辩护方法既是为参与者说话、提升他们的觉悟，也是为提升参与者的生活水平而提出变革的行动议程。

辩护或参与主义的主要特征体现为：①参与性行动是循环或辩证的，它强调研究要给实践带来变化；②它重点帮助个体从大众传媒、语言、工作程序和教育背景中的权力关系所形成的约束下解放出来；③参与性研究帮助人们从那些限制了自我发展和自我决策的不理性和不公正的社会结构中解放出来；④它是一种实践性的和合作性的研究，因为它完全是"同"别人的研究，而不是"外在"别人的或"对"别人的研究。

（四）实用主义

实用主义是以问题为导向，以解决问题、改进现实为目的，从价值论的角度对现实世界进行诠释；与方法相比，实用主义认为问题才是最重要的，强调实践者是发现问题的第一人。实用主义建立在传统定量、定性研究方法基础上，承继两者优势。

实用主义的主要观点包括：①知识是控制现实的工具，现实是可以改变的；②实践经验是最重要的，原则和推理是次要的；③信仰和观念是否真实在于它们是否能带来实际效果；④真理是思想的有成就的活动；⑤理论只是对行为结果的假定总结，是一种工具，是否有价值取决于是否能使行动成功；⑥人对现实的解释,完全取决于现实对他的利益有什么效果;⑦强调行动优于教条,经验优于僵化的原则;⑧主张概念的意义来自其结果,真理的意义来自实证。

四、范式的功能

(一)范式是开展科学研究的准则

库恩指出,规则源于范式,而且范式比能从其中明白地抽象出来进行研究的任何一组规则更优先,更具有约束力,更加完善。因此,基于同一范式进行研究的人,在开展科学研究的过程中都遵循同样的规则和标准。

(二)范式是开展科学研究的指南

范式是任何领域的研究人员开展科学研究的指导思想。在范式的指导下,研究人员可以有效地设计研究方案、搜集并分析资料、检验假设和发展知识,并且在研究过程中进行方向的调整。

(三)范式对科学研究的促进作用

库恩认为,科学革命是指科学发展中的非积累性事件,其中旧范式全部或部分地为一个与其完全不能并立的崭新的范式所取代。因此,成熟科学的发展模式就是一种范式向另一种范式的过渡;在新的范式下,研究人员关注新的领域,应用新的理论工具。

(四)范式能唤醒研究人员的主体意识

范式理论是对"科学共同体"群体主体性反思的结果,是对研究主题的理论思维和价值取向等的抽象和概括,并运用概念体系和理论假设等予以体现。通过范式的构建,使我们理解主体的内在精神世界和外在社会因素对科学研究的影响及其结果,从而更有力地激发科学研究共同体的主体意识和知识自觉,增强共同体的理论意识和科学信念。

第二节　卫生管理研究的选题

一、选题的意义和类型

选题是确定研究任务的第一要务,一项具体的社会研究开始于对研究问题的选择。正如同费孝通教授所言,社会调查的第一步是定题阶段,即要确定一个调查的主题。著名科学家爱因斯坦也曾经说过,提出一个问题往往比解决一个问题更重要,因为解决一个问题也许仅是一个数学上或实验上的技能,而提出新的问题、新的可能性,从新的角度去看旧的问题,都需要有创造性的想象力,这也标志着科学的真正进步。爱因斯坦的看法不仅针对自然科学研究,也同样适用于社会研究。

社会科学研究中的研究主题,是指研究试图解释或解决的社会问题。主题一般来源于研究人员对某一特定领域问题的提炼与选择,因此问题就是研究的一个逻辑起点。具体到科研选题来说,选题包括确定研究方向和选择具体研究课题。研究方向是指研究人员在一个较长时期从事研究活动的工作方向,它规定了研究人员在一个时期内的研究领域和内容。研究课题则是指科学领域中尚未认识和尚未解决的问题。

(一)选题的意义

如何正确地选择一个合适的研究课题是整个研究过程的关键环节。选题的确立是否正确、适当,所选的课题是否具有理论上的重要性,是否具有推广价值,是否有很好的经济、社会效益,都会影响研究工作的进行与开展。选题经过足够的可行性论证,才能使研究工作顺利、快速地进行;如果选题不当,不但会使研究工作陷入困境,还会导致人力、物力、财力的巨大浪费。具体而言,选题具有如下的意义:

1.选题决定研究的方向

一项研究的研究对象、研究方向、最终需要完成的任务,都与研究课题有着紧密的联系。社会生活包括众多的层次和方面,构成不同的领域,对于每一个具体的研究来说,只能在众多的可能性面前进行选择。从一定程度上讲,研究课题就是目标,选题就是确定调查研究目标。研究目标定了,研究方向也就定了。

2.选题限制研究的过程

研究课题一旦被提出来,就直接影响整个研究的规划设计。学术研究的原动力来自寻找问题的答案和探索事物的真相,因而选题可以说是研究的起点,它会影响研究设计和研究结果。不同的研究目的、研究对象、研究方法、研究内容,会使研究中调查人员的选择、调查队伍的组织、研究工作的安排迥然不同。因此,提出和确定选题是制订研究计划、组织研究工作程序的依据和先决条件,制约着整个研究过程的发展。

3.选题影响研究的结果

研究课题的提出与制定,直接影响研究的成功与失败。虽然研究课题的正确选择并不能确保研究的成功,但却是研究取得成功的一个必要条件,即成功的研究结果必然来源于一个合适的选题。如果选题不当,则无论研究计划多么缜密、研究工作多么严谨、研究技术多么先进,最终都可能会使研究以失败告终。正所谓"好的开始就是成功的一半",这充分彰显了选题在研究中的重要地位。如果一个选题具有鲜明的时代性和现实性,并具有良好的可实施性与推广性,那么研究结果就可能具有较大的理论价值与现实意义,更容易取得成功。

4.选题体现研究的水平

研究人员需要运用自身的专业理论知识和调查研究方法来选取与确定研究课题,这要求研究人员具备比较先进的思想、开阔的视野、敏锐的洞察力、独到的社会见解、较强的判断力以及对社会生活的深刻体验。所以,选题可以从整体上体现和反映研究人员的能力与水平。同时,选题在某种程度上也反映了人们在一定社会历史条件下的认识进程。由此可见,一个特定的研究课题,从选定到最后确定,是基于若干不同因素综合而成的。而研究人员在以上任何一个领域中的缺陷或不足,都会在选题中产生"痕迹",从而直接影响选题的质量和水准。

综上所述,选题是研究工作的起点和关键环节,是贯穿于整个研究工作的主题思想,是指导研究各项工作设计安排的主线。选题恰当与否,关系到研究目标能否得到实现,关系到整个研究工作的成败与成果水平的高低,关系到研究人员的成长与发展,关系到研究活动的效能。对于卫生管理研究人员而言,如何提出有价值的研究问题至关重要,这既需要研究人员有深厚的理论和方法功底,也需要他们有丰富的管理和科研实践经验。

(二)选题的类型

卫生管理研究的选题有多种不同的划分方式。

1.按研究目的划分

按研究目的划分,可分为理论性课题与应用性课题两大类。与卫生管理理论发展相关的研究课题多属理论范畴,其研究结果可以丰富卫生管理理论的内容,为解决实际问题提供理论和方法指导。涉及社会现实问题的研究课题则属于应用范畴,是为了解决现实的卫生事业管理问题而向政府等有关机构提供咨询和建议的研究。此外,还有学者认为这两种研究课题并不是相互排斥的,研究的最终目标是在于解决或缓解社会现实问题,并同时能够对卫生管理的理论研究做出有价值的贡献。

2.按研究深度划分

按研究深度划分,可分为探索性课题、描述性课题、因果性课题和预测性课题四大类。在某个新领域或新方向,为探索某一课题,对其进行试探性的初步了解为探索性课题。通过观测和解释等方式获得结果,用来陈述社会现象和问题的存在事实,且不需要找出因果关系的课题为描述性课题。因果性课题是指通过预测和解释等方式获得研究结果,用以揭示社会现象和问题之间的因果联系,需要用到演绎来获得部分结果和结论的课题。预测性课题通常要根据与课题有关的大量材料,运用严密的逻辑方法和科学想象力以及先进技术,对未来社会现象和问题发展的一般趋势进行分析、研究、判断,并对其进行预测。

3.按课题来源划分

按课题来源划分,可分为委托性课题、招标性课题和自选性课题三大类。委托性课题是指有关机构、部门、单位或个人按照其特定的需求而确定的,并将其委托或指派给研究人员进行研究的课题。招标性课题即基金会或某些机构及组织向社会或专业人员广泛征求申请者并择优录取提供资助的课题,这类课题既有一定的指导性和规定性,又有一定的自主性和灵活性。自选性课题是指研究人员在从事科研、教学或实际工作时,根据自身的专业领域、研究方向或研究兴趣,以及社会的某些需求,自行选择的研究课题,这类研究课题的选择主要由研究人员自己决定,因此研究人员的主观能动性和决策权都很大。

二、选题的途径

任何研究课题都不是凭空想象的产物,往往受到研究人员自身视角以及他人观点和研究的影响。卫生管理研究经常以现实社会中的卫生问题、卫生管理现象、卫生管理发展动向以及有关卫生事业管理文献为课题选择的起始点。同时,卫生管理研究是一种特定的社会认知行为,不同研究的层次和质量存在一定差异。有的研究从更深的层面揭示了卫生管理领域现象内部的关联,而有的研究只能从较浅的层面概括地描绘出表象;有的研究可以从较高的层面归纳出卫生管理行业的整体状况、发展变化的规律,而有的研究则只能在比较低的层次上简单列举当前现状的个别状况和具体表现;有的研究可以适时地解答当前人们所关心的最新的或普遍关注的问题,而有的研究却只能重复那些已经被人熟知的事实、状况和结论。造成上述差异的原因很多,但研究课题的选择过程,往往是造成这种差异的主要原因。

基于此,我们对选择研究课题过程中的常见选题途径进行了归纳,具体可分为以下四种途径。

（一）现实社会生活的观察与实践

实践是认识的来源，现实社会生活是各种研究问题最主要、最丰富和最普遍的来源。各种可以作为研究问题的社会现象、社会行为、社会问题、社会事件总是客观地存在于我们的周围。在日常学习、工作中，研究人员如果能够细心观察、及时发现，便可以从中发现新的研究问题。例如，有的大医院拥挤不堪，有的社区卫生机构门可罗雀，这在我们日常生活中是非常普遍的现象。当我们试图从推进分级诊疗和优化卫生资源配置的角度出发，向自己提出一些"为什么"的时候，就可能从这些最熟悉、最普遍和最一般的现象中去探讨可能的选题。

研究人员只有善于观察、勤于思考，才能从现实社会生活中发现研究问题的关键。因此，在日常卫生管理活动和工作中，研究人员要养成对各种现象、管理行为、人员心理、管理问题等经常问"为什么"的习惯。一项好的研究课题的发现，既需要研究人员深入生活，也需要他们的灵感和火花。深入生活，主要是指研究人员广泛地接触卫生管理的实践；而灵感和火花则是指研究人员那些可以发展成为研究课题的最初想法和思路。然而，实践才是选题最根本的来源，没有与现实社会生活广泛的密切接触，"灵感和火花"也只能是无本之木、无源之水。

（二）已有研究的阅读与启发

研究课题往往可以从学术著作和教科书的内容中、从期刊文章和标题中以及从学习笔记和谈话记录中寻找启发。尤其是各种文献期刊，经常会成为课题选题的重要来源。学术研究的目的之一，就是要与相关领域的同行进行对话交流。而交流的前提，就是需要研究人员进行大量地阅读文献，深入了解当前的研究领域和深度，从而真正进入对话中。就卫生管理领域而言，目前有大量的卫生管理类期刊可供研究人员去发现和探索特定的研究课题。目前，国内主要的卫生管理类期刊包括《中国医院管理》《中国卫生经济》《中国卫生政策研究》《中国卫生事业管理》《卫生经济研究》《中国卫生资源》《中华医院管理杂志》《医学与社会》《卫生软科学》等。国际上比较知名的卫生管理类期刊，主要包括 *Health Affairs*、*Health Policy*、*Health Policy and Planning*、*Social Science and Medicine*、*Health Economics*、*Health Service Research*、*Bulletin of the World Health Organization* 等。这些论文充分反映了以前的和当代的研究人员对卫生管理领域各方面的探索成果。同时，在阅读各种文献时，要始终带着审视的、批判的、评论的眼光，不要盲目崇拜和接受文章中所说的一切。在阅读过程中，研究人员可能会产生新的疑问、新的思考,从而迸发出新的火花。从这些新的疑问、思考和火花中,往往能够找到有价值的研究选题。

(三)个人学术兴趣的提炼与升华

一般来说,选题不存在机械规律,也不存在通用的方法。有的时候,某个选题的产生只是因为一时的爱好,或者是一时的冲动。这说明非逻辑性的要素,如兴趣、直觉、灵感、顿悟、机遇等,有时会对研究产生重要影响。个人的经历和经验是人们对实践与生活的积累和沉淀。这种经历形成了人们观察各种事物、理解各种现象的基本视角和出发点。不同的研究人员基于自己的研究兴趣开展了种类繁多的卫生管理研究,对指导卫生管理实践发挥了积极的作用。

学术探索的过程充满挑战,而兴趣是顺利完成学术研究的内在驱动力。每个人的时间都很宝贵,有限的精力应该放在自己喜欢的研究上。研究人员如果对课题没有足够的兴趣,会让自己的研究过程变得非常痛苦,甚至会中途放弃。对已经确定了研究兴趣的研究人员而言,经常参加相关兴趣领域的学术会议能够帮助自己寻找和确定研究方向。在学术会议上,研究人员不仅可以了解同行们在做什么,还可以了解本领域的最新研究进展和最新关注焦点,从而帮助自己产生新的想法。

(四)实践与理论的矛盾

卫生管理是一个实践性较强的领域。理论来自实践,最终又指导实践。在长期的卫生管理实践中存在着一些内部矛盾,如卫生管理相关理论与实践的矛盾,不同学术观点、学术派别之间的争论,继承与创新的矛盾等。只有从这些矛盾中不断发现问题,才能揭示出卫生管理事业发展的规律。

研究人员在理论指导下开展研究时,可能会发现一些已有理论无法解释的新现象或新问题。因此,在认真分析相关社会现象的基础上,寻找管理实践方式和已有理论之间的矛盾,在矛盾比较尖锐的地方提出新思想,并进行科学研究,是选题的一个重要途径。由于每个研究人员的实践范围、观察手段、实验方法和探索角度不同,可能会造成对同一事物产生不同的学术观点,从而形成不同的学术派别。这种不同观点之间的矛盾,可以激发研究人员去学习、研究和思考,从而拓展思路,产生新的课题。

综上所述,研究课题的来源非常广泛,选题途径多种多样。研究人员一方面要认真学习专业知识及前人研究经验和成果,另一方面要结合自己的生活实践和研究兴趣,同时要善于思考和反思,敢于发问和质疑,这样才能有助于发现新的课题。

三、选题的注意事项

科学研究是一项复杂的知识和实践活动，而选题是一个非常重要的环节，关系到整个研究的发展。要选择一个好的课题，一些重要的注意事项是必须要仔细考虑的。

（一）不要贪大求全

费孝通教授曾指出，在选题上常常容易犯的毛病是脱离实际，想搞"大理论"，搞一个完整的体系，看不起"小题目"，忽视知识的积累，以致老虎吃天，无从下口，自己给自己出难题。这样的教训是不少的。[①]如果主观和客观条件不允许，选题范围太大、太宽泛，就很难做出理想的研究成果。因此，在选题过程中，不能盲目地追求大课题，认为只有大课题才能支撑理想的研究成果。只要选题适当，小课题同样可以产出大成果；研究人员可以运用宏观与微观相结合的方法，从大处着眼，小处着手，用小课题成就大发现。

（二）充分了解研究现状

所谓了解研究现状就是在选择和确定课题的过程中要事先充分了解与这一课题有关的文献资料，也可以向有关专家进行深入咨询，而不能在不了解与该课题有关"行情"的情况下草率定题。每个研究人员都是"站在巨人肩膀上"，在前人研究基础上进行相关的研究工作。因此，在确定选题前一定要对同类课题的研究状况有全面的认识。

（三）立足创新，实现突破

创新的关键在于推动研究理论的新发展，因而选题就要在发现当前研究不足的基础上开展研究，不断实现突破。前文提到选题的一个途径是来自相关文献，研究人员可以在阅读大量文献的过程中充分了解相关领域已有研究的范围及深度。但是，研究人员应该时刻秉持质疑及批判性思维，在积极学习前人研究经验的同时，更要发现他们研究中的不足和缺陷，从而实现在继承的基础上进行创新研究。

（四）注意课题的可行性

在研究实践中有时会遇到这种情况：虽然选题的创新性看起来不错，但是真正开展起来时却很难有进展。这主要是因为课题在选择时忽略了可行性问题，导致在后期实施过程中可能出现难以开展的情况。因此，在选题的时候要

[①]参见费孝通著：《社会调查自白》，知识出版社1985版，第11页。

把后续研究操作的可行性考虑进去,要量力而行,结合项目资金、人员组成、可用时间、现场协调、数据可获得性等方面综合考虑。例如,某位青年学者打算对全国多个省份的老年人进行健康及影响因素追踪研究,并以此申请国家自然科学基金青年项目。这无论从资金、人力还是时间上都无法保证,评审专家在评议时可能就会以可行性不足而不支持该研究。

第三节　卫生管理研究问题的提出

一、研究问题的基本特征

如果说选题是科学研究的第一步,那么接下来的问题提出便是科学研究至关重要的一步。整个课题的设计、实施都是围绕问题的回答而进行的,指导了包括文献综述、研究设计、数据收集与分析、讨论和结论在内的整个后续研究活动。研究人员往往从自己感兴趣的主题开始,阅读大量管理领域文献,了解足够的管理实践,然后逐渐、反复地凝练研究的问题,形成一个简明、具体的研究内容,从而确定了研究问题。

好的研究问题一般具有以下几个特征:

(一)相关性

研究人员所选择的研究问题应与所在的研究领域相关。研究人员在选题前应先明确自己的研究方向,了解研究范围及研究层次,明确自己的目标。之后,通过查阅相关文献,将拥有的科研知识、经验和自身条件相结合,在不断地讨论、分析、探索及总结中,找出适合自己的科研问题。研究人员应从现有研究基础上提炼关键点,在此基础上开拓选题的内涵和外延,在更高的层次上进行优化综合,根据自身的研究方向提出问题。为了达到相关性的目标,研究人员需要充分研读相关研究领域关键的理论文章和实证文章,或是通过阅读相关的文献综述文章和元分析文章,发现不同时期的重点文章,从而帮助研究人员梳理一个清晰的框架。

(二)可管理性

可管理性重在强调研究人员所提出的研究问题需要在自身的能力范围内。研究人员要结合自己的专业领域及能力水平确定研究问题:首先,确定自己是否有能力获取与研究问题相关变量的数据;其次,确定自己能否将研究问题的概念与所获得的观察、现象、指标或变量联系起来。数据的获取,尤其是一手数据的获取困扰了众多研究人员。因此,在事前充分考虑自身的学术能力和资金实力是非常必要的。

（三）可延伸性

好的研究问题通常能够形成一个严密的体系,各个部分之间有着较强的逻辑关系。对于一个好的研究,层层相扣的研究范式、研究方法、技术手段和前后呼应的研究问题、研究目的、理论与概念框架、研究假设、资料收集、数据管理与分析、结果表达与结论呈现是必不可少的。因此,研究人员在确定研究问题时,应确保研究问题具有可延伸性,幽闭在一个狭窄的研究问题中通常难以做出较大的学术贡献。

（四）清晰简明性

一些学者认为他们的研究目标难以被精简成一句简单明了的陈述句,这往往是因为他们并没有完全理解自己的研究问题。还有一些学者对于在文章中仅仅识别一个研究目标感到为难,这往往是因为他们对于想要解决的特定理论问题并不清楚。因此,在确定研究问题时,不能选择那些宽泛且模糊的问题,也不要将不同研究的问题硬整合凑成一个研究问题,要确保研究问题简单明了。研究人员通过对研究问题进行某种界定,给予明确的陈述,以达到将头脑中比较模糊的想法变成清楚明确的研究问题,将最初比较笼统、比较宽泛的研究范围或领域变成特定领域中的特定现象或特定问题的目的。

（五）趣味性

研究问题需要激发研究人员的兴趣,并且能使研究人员在整个项目中保持该兴趣。一些研究人员可能仅仅出于跟风的动机就盲目确定了自己的研究问题,并未考虑自身对该研究的兴趣。在研究推进的过程中,研究人员可能对这个主题失去热情,阻碍其进行深入的研究。研究人员可能为了方便就轻易定下了某个方向的研究问题,但实际上,如果在一定便利条件下制定的研究问题没有挑战性,整个研究过程可能会变得非常枯燥乏味,不利于研究人员做出研究贡献。

当我们充分考虑了上述方面,确定了一个有价值、有新意、切实可行、自己也很感兴趣的研究问题,同时,这一研究问题又经过了明确的界定和清楚的表述,那么这项科学研究的质量和水平,以及整个研究过程的顺利进行,就有了基本的保证。

二、研究问题的来源

卫生管理研究问题的主要来源有以下几种:

（一）实际工作

在实际工作中,不同的人对现实社会中的社会现象认识不同,这种差异与个人的实际工作有着密切关系。例如,大多数没有医学教育经历或者没有学习过卫生管理体系相关知识的人对医药卫生体制改革难有深刻的认识,因而也不会有兴趣和动力去深入探讨这个问题;但是对于具体从事卫生管理工作的人来说,往往会从那些与医疗卫生体制相关的具体现象入手,提出需要回答的问题,例如"医药卫生体制改革对人们的生活造成了怎样的影响""医药卫生体制改革存在哪些需要克服的瓶颈""深化医药卫生体制改革应该如何实现突破"等,从而使其确定了"医药卫生体制改革的现状、困境与对策研究"这样的研究问题。

（二）日常生活

许多卫生管理研究的问题来自研究人员的日常生活体验。具有专业敏锐洞察力的研究人员常常"心存问题",而且会经常性地思考问题由来和解决之道。例如,有的研究人员通过自己和家人的就医过程,深刻体会和分析了"看病难、看病贵"这一问题的具体表现,并在此基础上剖析问题背后的原因,提出了可能的解决方案。

（三）文献资料

研究人员通过阅读文献资料往往能够产生关于研究问题的想法,许多研究课题正是在此基础上得以形成。当前,越来越多的研究人员以文献资料作为确定研究问题的基础。例如,中国学术期刊网(CNKI)收录了国内公开发行的绝大多数与卫生管理有关的期刊,研究人员可以通过这些期刊去发现和探索特定的研究问题。当然,研究人员有时也可以从非专业的、综合性的文献资料中找到合适的研究问题。

第四节　理论与研究

一、理论的概念及层次

理论是对自然或社会行为、事件或现象的解释。从更专业的角度来说,科学理论是一个由概念(构念)和命题(概念间的关系)组合而成的系统,对在某些假设和边界条件下的现象做出符合逻辑、系统而且一致的解释。理论及其构成因素只是人们认识活动的一种工具,是人类想象和思考的产物。理论具有如下几个方面的特征:①理论来自经验的实践;②理论是一种抽象的、系统的认识;③理论的目标是对经验现实做出解释。构成理论的这些假设或命题可能属于同一层次,也可能属于不同的层次。大多数的理论,往往具有两层以上的假设或命题,较低层次的假设或命题通常是由较高层次的假设或命题演绎或推论得出的。

有的理论十分抽象,具有很强的一般性。有的理论又相对具体,具有较强的特殊性。在社会研究中,研究人员通常将理论划分为三个层次,即宏观理论、中观理论和微观理论。

(一)宏观理论

宏观理论(一般性理论)往往以全部社会现象或各种社会行为为对象,提供一种高度概括的解释框架。它的体系通常十分庞大,结构十分复杂,概念十分抽象,有时人们将这种类型的理论称为"巨型理论",如马克思主义理论,达尔文的进化论,社会学中的结构功能主义理论、交换理论、冲突理论等,就是这种理论的例子。这种宏观理论往往并不直接与具体的、经验的社会研究发生联系,它们更多的是作为研究人员观察问题、分析问题时所采取的一种理论视角或所依据的一种理论背景。

(二)中观理论

中观理论(中层理论)是以某一方面的社会现象或某一类型的社会行为为对象,提供一种相对具体的分析框架。它既不是日常研究中大批涌现的微观且必要的操作性假设,也不是一个用以解释所有我们可观察到的社会行为、社会组织和社会变迁的一致性自成体系的统一理论,而是介于这两者之间的理论。这类理论由有限的几组假定组成,通过逻辑推导可以从这些假定中产生能接受经验研究证实或证伪的具体假设,如社会学中常见的社会流动理论、社会分层理论、角色理论、参照群体理论等。

(三)微观理论

微观理论是一组陈述若干概念之间关系并在逻辑上相互联系的命题,其中一些命题可以通过经验检验。这种理论具有三个重要特征:①它是由一组命题组成的;②这些命题在逻辑上是相互联系的;③这些命题中的一部分是可以通过经验来检验的。在具体的社会研究中,大多数理论属于这种形式的理论。在最简单的意义上,一个陈述两个变量之间关系的命题就是一个理论。例如,"高的受教育程度倾向于低的生育率"也可以说是一种"理论",它试图概括出一个变量对另一个变量的影响,即"受教育程度"对"生育率"的影响。

需要注意的是,研究人员在一项具体研究中往往只能掌握数量非常有限的变量。因此,他们在相关研究中所涉及的,通常并不是上述宏观意义上的理论,而是那种相对简单、相对具体、相对小型的理论,以及那些中观层次的理论。

二、理论的组成要素

理论的构建模块有四个,即概念、命题、逻辑和假设。概念阐述了理论"是什么"(如什么是解释现象的重要概念),命题阐述了理论是"怎样的"(如概念是怎样互相联系的),逻辑阐述了"为什么"(如为什么这些概念相互联系),假设阐述了"谁,什么时候以及在哪儿"(如在什么情况下这些概念和关系才能实现)。

概念是高度抽象的概括,用于明确地描述感兴趣的现象。概念可以是一维的(包含单一概念),如体重、年龄;或者是多维的(包含多重概念),如个性、文化。有些概念,如年龄、教育和医院规模,都是比较容易理解的;但是有些概念,如创造力、偏见和组织的敏捷度,则更加复杂和深奥;还有些概念,如信任、态度和学识,则存在随时间改变的趋势,并不是一个稳定的状态。尽管如此,所有的概念都必须有清晰的定义,并详细指明如何度量概念和在哪个层面(如个人、集体、组织等)分析概念。

度量抽象概念的代表就是变量。例如,满意度调查量表的分数是变量,它可以度量满意度这个抽象的概念。科学研究一般沿着两个方向:理论方向和实证方向。概念是理论层面的,变量则是实证层面的度量和观测。变量可能是独立变量、因变量、中介变量和调节变量。图2-1展示的是概念(理论层面)和变量(实证层面)的差别。

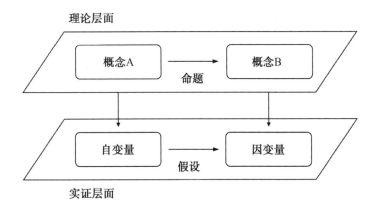

图2-1　概念和变量的区别

命题是基于演绎逻辑对概念的相关性分析。命题采用陈述的形式,明确地指出因果关系(例如,如果A发生,B也将随后发生)。需要注意的是,命题可能是一种推测,但是必须经过验证;如果实证观测不支持这一推测,该命题就不成立。与概念相似,命题也是理论层面的表述,只能通过考察概念的度量变量之间的相关关系来验证。

假设是一种有关变量间关系的尝试性陈述,或者说是一种可用经验事实检验的命题。正如变量是概念的一种特殊形式,假设也是命题的特殊形式。这种特殊性体现在两个方面:一是命题中的基本元素是抽象的概念,而假设中的基本元素则是相对具体的变量;二是假设中的变量关系应该是经验可测的,即可以通过经验的观察进行检验。例如,"社会资本丰富的人往往更健康"是一个命题,它陈述的是概念"社会资本"与概念"健康"之间的关系。而"人们的社会资本状况与他们在健康生命质量表上的得分相关"则是一个假设,它陈述的是变量"社会资本"与变量"健康生命质量"之间的关系。显然,只有后者才是经验上可检验的。在确定研究问题后,研究人员需要提出解决问题的方案,在理论层面体现为研究模型和研究假设。研究假设与因果关系的说明息息相关,有学者认为研究假设是自变量与因变量之间可验证关系的陈述。一般而言,假设有如下三种陈述方式:条件式陈述、差异式陈述和函数式陈述。

条件式陈述的表达形式是"如果A,则B",如"高的受教育程度倾向于低的生育率"。差异式陈述的表达形式是"A不同,B也不同",或者"A不同,B相同",如"年龄不同的人,就医偏好也不同",或者"年龄不同的人,就医偏好没有差别"。函数式陈述的表达形式是"A是B的函数:$A = f(B)$"。这种形式的假设实际上是在陈述变量A与变量B之间存在的某种关系,但是在社会研究中则很少见到这种完全以数学公式表达的假设。在社会研究中,与这种形式相对应的假设通常以"本研究的目的在于探讨A与B之间的关系"这样的说法代替。

三、理论及模型在卫生管理研究中的应用

(一)理论在卫生管理研究中的运用

在社会研究中,理论可看作是由变量语言构成的,其目的是描述不同变量及其不同属性之间所存在的逻辑关系。同样,卫生管理研究人员也需要通过搞清相关变量之间的相互影响和相互关系来分析事物产生的原因和结果。在众多要素中,概念、名词和定义对于变量起到铺垫作用,而之后的假设、理论与模型等研究要素均是以变量为出发点,表述变量之间的各种关系。在不同类型的

研究中,理论运用的方式也不尽相同,在研究中出现的位置也有所差异。下面以定量和定性研究为例,分别阐述理论的运用模式。

1.理论在定量研究中的运用

在定量研究中,研究人员常常出于测试或者证实理论,并基于要验证的理论来确定研究假设和研究问题。之后,研究人员在理论的指导下收集数据进行测试,并通过测试结果来证实或证伪相关理论。因此,理论成为定量研究的基础框架,可用于指导研究问题或假设的设计以及数据收集。定量研究中,理论演绎模型的设计思路如图2-2所示。

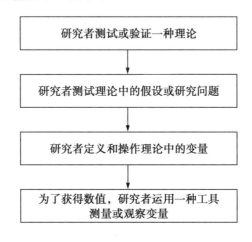

图2-2　定量研究中的理论演绎法

根据上图的理论演绎研究过程,在定量研究方案中应该在前面先介绍相关理论,往往被置入研究方案的导言、文献综述以及假设和研究问题等部分,或者以独立的章节出现。每一种位置放置方式都有优缺点,研究人员可根据需要进行选择。

2.理论在定性研究中的运用

在定性研究中,研究人员运用理论的方式灵活多样。一种类型的定性研究与定量研究的理论运用方式很相似,即研究人员从一开始就提出研究所依据的理论,并且用它引导整个研究。这些理论决定着研究过程中的研究问题,并且可能完整地涵盖变量、概念和假设。例如,民族志的研究人员会把文化主题或者"文化体"这一概念运用于定性研究中。另外一种类型的定性研究首先应收集数据与信息,然后根据这些信息归纳出范畴或主题,再根据这些主题或范畴得出一般范式、理论或原理,最后再将其与个人经验或现有文献进行比较。因此,理论在这些定性研究中的应用遵循从数据到普遍的主题、再到概括模式或理论的归纳过程。这也意味着最后阶段的理论是不确定的。

综上所述,理论在定性研究中的定位不同于定量研究,理论经常会被置于研究的结尾,且以一个总结性的理论(如扎根理论)、模式或概念的形式呈现出来。但没有任何定性研究始于纯粹的观察性研究,即在研究的开始阶段,观察者就不自觉地运用了早先的理论框架和方法来引导他们的观察活动。

(二)模型在卫生管理研究中的运用

模型(model)是根据研究的特定目的,在一定的假设条件下,再现原型客体的结构、功能、属性、关系、过程等本质特征的物质形式或思维形式。有学者认为,模型介于理论和资料之间,能够自成体系。模型,特别是数学模型(主要被应用于信息技术领域,具体指将现实世界中的具体事物抽象、组织为某一数据库管理系统支持的数据模型,本书不进行具体介绍)和概念模型(conceptual model)是极有用的工具,因为其往往能够简洁、明了地将理论和事实联系起来。

对模型而言,规范研究(一种运用演绎和归纳方法,注重从逻辑性方面概况指明"应该怎样"或"应该怎样解决"的方法)与实证研究之间存在差别。规范研究建立模型是为了帮助理解问题,而实证研究建立模型则是为了说明实际问题。由于理论中的大量内容不具有经验对应物,所以不能用理论直接检验模型。模型的检验,首先要找到模型的简化形式,并且只能对模型的简化形式进行间接检验。因此,模型是对复杂事物一种简化的表达形式,管理学中的模型特别是概念模型是理论的一种特殊表达形式。在卫生管理领域,比较著名的概念模型有用于分析宏观环境的PEST模型、用于对内外部环境进行综合分析的SWOT模型、用于绩效管理的平衡计分卡模型等。对卫生管理领域而言,可将概念模型引申为用来描述卫生系统内要素逻辑关系的概念阐述模型。例如,郝模教授提出的制定卫生政策的科学程序模型,用简单的图形表述了制定政策的步骤,以及这些环节间的相互关系,如图2-3所示。

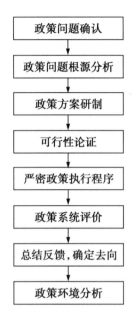

图 2-3 制定卫生政策的科学程序

　　研究人员可以在研究早期或后期两个不同的研究阶段提出理论模型。在研究的早期阶段,在阐述理论、概念和假设的基础上,研究人员可将理论模型引入研究中,并使用这个模型来指导研究和数据收集过程;也可以在研究的后期提出理论模型,其优点在于研究前期由于没有形成固定的理论模型,可以不受主观想法影响地收集数据,对所得的大量数据进行分析,挖掘其中体现的概念和结构,进而从中形成理论模型。

　　有时,研究人员也会听到"概念框架"这个名词。概念框架和理论模型的作用实际上是相似的,通常可以相互替换。但实际上,研究人员往往在定性研究中使用"概念框架",而在定量研究中则使用"理论模型"。

思考题

1.什么是研究范式？其主要包括哪几种类别？

2.选题的主要途径有哪些？它的主要注意事项是什么？

3.理论的组成要素是什么？各个要素的内涵是什么？

第三章 卫生管理的研究方法与设计

　　卫生管理研究方法是综合运用自然科学和社会科学的理论和实证研究成果,通过研究分析和解决卫生管理相关基础和实践问题的一系列科学方法和技术的总称。研究设计是有效开展卫生管理研究的基础,其基本任务是确定研究问题以及解决问题的途径、策略、方法和方案。开展卫生管理研究,需要在充分认识研究问题的基础上明确研究目标,根据研究目标确定研究内容、研究对象、研究方法和质量控制措施。这就需要在研究实施前制订一个切实可行的研究计划,即判断研究人员需要研究什么、分析什么、为什么要做此项研究及如何进行研究。这正是研究设计的意义所在。

第一节 概　　述

　　卫生管理研究学的综合性和多学科交叉性,决定着其研究方法的多样化。卫生管理的许多理论和方法源于发展相对成熟的管理学、经济学、社会学、统计学等学科的知识体系和研究方法,并在此基础上充分结合了卫生管理领域的实际特点。卫生管理研究的常用方法包括定性研究方法和定量研究方法。

　　定性研究是运用探索性的研究方式,不仅可对现状进行描述,更以深入剖析问题为目的,发现并解释问题产生的原因及背景。从研究范式上来讲,建构主义研究人员往往采用定性研究为主的研究策略。常用的定性研究方法有观察法、访谈法、专题小组讨论、文献分析法、德尔菲法、专题小组讨论法、SWOT分析法、利益相关者分析、政策研究情景分析、循证政策分析等。

　　定量研究是运用统计、数学或计算机技术,对社会现象的数理特征、数理关系及数理逻辑进行系统性的分析。其研究目标是发展及运用与社会现象有关的数据模型、理论或假设。定量研究通常是对既有的理论假设进行验证。从研究范式上来讲,后实证主义者往往采用定量研究为主的研究策略。常用的定量研究方法包括:①数据收集过程中的常用的定量研究方法,主要有简单随机抽样、系统抽样、分层抽样等;②数据分析过程中常用的定量研究方法,主要有统计学分析方法(如卡方检验、方差分析、相关和回归分析、路径分析、时间序列分析等)、投入—产出分析预测法等。

实际上,越来越多的研究人员已经认识到定性和定量研究各自都有一定的局限性,也各有所长,但两者并不互相排斥,只是从不同的方面来研究事物。在实际研究中,研究人员若只局限于定量研究,只能实现对研究事物的局部把握;若只局限于定性研究,就很难发现研究事物或现象的变化规律和发展趋势;而两者的缺陷又恰恰能被对方所弥补。在这样一种背景下,被称之为"第三种研究策略"的混合研究设计开始在包括卫生管理在内的多个领域受到重视和欢迎。混合研究可以服务于不同的目的,包括交叉验证、互相补充、拓展研究深度和宽度、提供抽样参考资料等。通过综合运用定量和定性研究方法分析社会现象,有助于研究人员实现方法的优势互补和多元交叉,有助于促进研究结果之间的相互解释。两者的交融和碰撞往往促使研究问题重构,可以帮助研究人员更加全面地了解研究事物的属性或现象本质。

第二节　常用定性研究方法

根据不同的分类方式,定性研究方法有不同的划分类型。本节主要从研究策略的角度对观察法、访谈法、德尔菲法和头脑风暴法四种常用定性研究方法进行比较详尽的介绍。

一、观察法

(一)定义

观察法(observation method)是研究人员在一定时间内有目的、有计划地在研究现场凭借自身的感官直接感知或借助一定的辅助设备观察和描述被研究人员或某种社会现象处于自然状态下的各种外在表现,从而进行资料收集的一种研究方法。它主要依赖视觉获取信息,以听觉和触觉等作为辅助,还可以借助录音、照相及摄像等辅助手段提高资料收集的可靠性和完整性。

观察研究法不同于日常生活中个体自发性和偶然性的一般观察,它具有特定的研究目的、观察标准和实施方案,事先有严密、系统的设计和记录,是一种在其他方法不合适的情况下通过对事件和行为的仔细观察收集到第一手的非语言资料的常用方法。

(二)类型

从不同分类角度可以将观察法分为不同的类型,根据观察的情境、观察方式的结构化程度、观察者角色等角度可以将观察法划分为参与性观察与非参与性观察、结构式观察与非结构式观察、实验观察与自然观察。

1.参与性观察与非参与性观察

参与性观察(participant observation)与非参与性观察(non-participant observation)最重要的区别就是观察时研究人员是否参与到被观察群体中去。在参与性观察中,研究人员直接参与到观察对象的群体和活动中,将每天的观察和谈话内容记录下来,整理为现场笔记,后期再进行分析利用。参与性观察法可以深入到观察对象群体中,但无论是完全参与观察还是不完全参与观察,都不能干扰观察对象的行为与活动,以便于深入地了解观察对象特定现象构成特征及其内在关系。但是,研究人员有时容易受到环境因素的影响,因此要尽量保证在观察研究中保持客观中立性。非参与性观察是指研究人员不介入被观察者的活动与行为,只是以局外人(旁观者)的身份进行观察,可以公开观察,也可以秘密进行。非参与性观察比较客观,但是对研究对象的观察容易表面化和偶然性,难以获得深层次的材料。

2.结构式观察与非结构式观察

结构式观察(structured observation)是研究人员根据研究目的,事先计划观察内容、程序及规则,采用标准化统一的观察表,按照设计要求进行观察,并做标准化程度较高的观察记录,观察结果比较规范。结构式观察有较固定的观察流程,对观察者、观察对象及观察范围都有一定限制。其观察点集中在少数几个特定的现象或行为,只有预先确定的观察项目才被记录,文字资料收集较少。非结构式观察(unstructured observation)不需事先设计严格的观察计划和观察表格,只要求观察者有一个总体明确的观察目的和任务,自行确定观察内容和范围。观察者可以在观察中充分发挥自己的主观能动性,可以根据现场的具体情况对观察内容、形式以及记录方式进行调整。

3.实验观察与自然观察

根据观察环境是"人为创造"还是"自然情境",可以将观察法分为实验观察法(experimental observation)和自然观察法(natural observation)。实验观察法也称"实验法",是在实验环境下进行的观察。实验法的特点决定了这种观察有严密计划,有助于探讨事物及现象之间的内在关联。不过,实验观察的环境是人为的,在这种环境下观察到的行为有可能与真实状态下的行为存在差异。因此,要注意实验场景设计的自然真实氛围,从而提高观察结果的可靠性。自然观察法就是在自然情境下进行的观察,根本目的就是观察研究对象在日常自然生活情况下的特征与表现,有利于提高信息收集的客观真实性。

观察法的实施参见第六章。

二、访谈法

(一)定义

访谈法(interview method)是一种常用的定性研究方法,研究人员有目的地与研究对象进行开放式或封闭式交谈,收集访谈对象关于某个事物的认知、态度和行为等方面信息。它可以是两个人之间的一种谈话,也可以是多人交谈,由访谈人员通过询问来引导被访者回答,以达到研究目的。与一般随意性谈话不同,研究性访谈是一种有目的、有计划、有准备的谈话,针对性强;谈话过程紧紧围绕研究主题展开,目前已广泛应用于卫生管理研究领域。

(二)类型

1.根据访谈问题设计状况的划分

(1)标准式访谈(standardized interview):又称为"结构式访谈",是研究人员按照事先设计好的访谈提纲或访谈问卷向被访者提问,并要求被访者按照一定的要求回答问题的一种资料收集方法。这种访谈方式一般要限定访谈内容及方式,有一定的操作步骤,资料收集目标明确,访谈过程控制程度高。研究人员在访谈中起主导作用,能把访谈过程中随意性控制到最小,偏差程度较小,可以比较完整地收集到研究需要的资料,有利于分析比较不同对象的访谈结果。标准式访谈的优点是访谈结果便于量化和分析,但标准化访谈缺乏灵活性,限制了访问者与被访问者的主观能动性,降低了互动交流的深度,因此在实际研究中多与自由式访谈结合使用。

(2)自由式访谈(free interview):也称"非结构式访谈"。它是研究人员根据研究目的设计一个粗略的访谈提纲或要点,主要用来作为提示,没有固定的访谈问题;访谈方式自由随意,能根据访谈者的需要转换话题与提问方式,甚至访谈问题都可以在访问过程中形成,鼓励访谈对象用自己的语言发表看法、意见和感受。与标准式访谈相比,自由式访谈的优点是访谈形式灵活、弹性大,能提升访谈者与被访问者之间的交流深度和广度,充分发挥访谈双方的主动性和创造性;交谈的信息可能是研究人员事前未曾预计的,有利于产生新思路或发现新问题。自由式访谈的缺点是比较费时,研究规模有限,访谈结果也难以量化分析,资料整理分析难度较大,对访谈人员的素质、经验和访谈技巧要求也比较高。

2.根据受访者人数的划分

(1)个别访谈(individual interview):指访谈者对被访者进行单独访谈,被访者感觉更受重视,安全感更强;访谈双方有更多的交流机会,有利于被访者详尽表述其观点和看法,易于得到可靠翔实的资料。其中,深度访谈(in-depth interview)是一种广泛应用的个别访谈形式,访谈双方面对面进行深入交谈,可以将访谈内容和过程进行一定的标准化;也可以采用自由形式,访谈持续时间根据需要掌握。在访谈中研究人员可以用笔记录,也可以在征得对方同意情况下利用录音录像设备进行记录。成功的个人深度访谈可以获得比较全面详尽的资料,还可以收集被访者的行动、表情和语调等信息,有助于评价资料的真实性。

(2)集体访谈(group interview):也称为"团体访谈",是研究人员召集若干个研究对象通过集体座谈的方式收集资料的方法。通过集体座谈方式集思广益,参与者互相启发,互相探讨,能在较短时间里收集到较广泛的信息和资料。集体访谈一般需要在访谈前准备访谈提纲,若在会前将讨论目的和内容告诉每位被访者则访谈效果会更好。集体访谈要求访谈组织者有一定的现场组织协调能力和现场气氛调节能力。焦点小组访谈(focus group interview)是集体访谈的典型代表,又称"专题小组座谈法",就是采用小型座谈会的形式,围绕某个(类)特定的主题或问题进行讨论来获取信息,比一般形式的集体访谈可以获得更深入和更有针对性的信息和资料。

3.根据访谈交流方式的划分

(1)直接访谈(direct interview):指访谈双方通过面对面的交流沟通来获取信息或资料的访谈方法。在直接访谈中,访谈人员可以看到被访者的表情、神态和动作,促进交谈双方互动交流,适合较复杂抽象问题的资料收集。直接访谈可以是"走出去"的方式,就是访谈人员到被访者确定的地点进行访谈;也可以是"请进来"的方式,就是请被访谈人员到研究人员安排的访谈现场。

(2)间接访谈(indirect interview):交谈双方没有进行直接面对面交流,而是研究人员借助某种工具(如电话或网络等)向被访者收集资料。间接访谈可以减少人员往来的时间成本和差旅费用支出,提高访谈效率。在研究周期短或其他条件限制时,间接访谈可以作为首选方式。不过间接访谈也有局限性,即缺少灵活性、弹性和互动性,获得详尽细节有一定难度,且不能观察被访者的非言语行为,但科技进步会在一定程度上弥补这些缺陷。间接访谈有着广阔的应用前景,只要措施得当,也可取得与直接访谈类似的效果。

访谈法的准备和实施参见第六章。

三、德尔菲法

（一）定义

德尔菲法(Delphi method)又称为"专家调查法",是指包含了组织者、参与专家和咨询调查表等要素,根据固定和系统化的步骤和模式,采用背对背的匿名方式征询专家意见,经过多轮征询、归纳和修改,使专家小组最终形成基本一致意见的群体决策研究方法。

（二）特性

1.匿名性

在实施过程中,专家小组成员之间互不清楚参与各方,不发生横向联系和互相讨论,只能与组织人员联系。这克服了面对面专家会议法易出现的受权威性影响或盲目从众现象,各个专家在不受干扰的情况下发表自己的意见和建议,而且有比较充分的时间进行思考和查阅资料,有利于提升咨询结果的独立性和科学性。

2.反馈性

仅靠一次征询意见难以让专家达成共识,意见往往较为分散,需要进行多次有控制的反馈。组织者对每一轮咨询的结果进行整理、归纳和总结、统计,再匿名反馈给各专家,再次征求意见,再集中,再反馈。一般经过3~4轮反馈才能达到研究目的。

3.一致性

通过专家的积极参与和组织者的几轮反馈,每位专家都可以在参考其他专家看法的基础上修正自己的意见,直至所有专家意见趋于一致。

4.统计性

为了对专家团队的判断意见进行恰当的归纳整理以便于反馈,需要结合计量的方法来分析专家意见。常用分析指标一般包括专家积极系数、专家权威系数、专家意见集中程度和专家意见协调系数等。

（三）步骤

运用德尔菲法开展研究应遵循一定的步骤，以提升研究结果和结论的可靠性。首先是要确定研究主题，其次是选择参与专家，最后是问卷的设计、发放、回收与分析等。

1.明确研究主题和目标，制订实施计划

德尔菲法经常用在意见分歧较大的重大决策、指标体系构建或对未来发展趋势预测等方面。在研究初期，研究人员首先要判断拟解决的问题是否适合采用德尔菲法，然后明确研究主题和目的，规划研究方案，制订实施计划。

2.选择专家组成员

研究人员按照研究所涉及的专业内容和研究目的确定专家选择的条件和规模，要求入选专家应有一定的代表性和权威性，规模一般在15～30人，可根据研究复杂性和需要决定专家数量。在确定名单之前应取得专家的配合和支持，确保他们能认真参与每一轮咨询，保证研究质量。

3.准备研究主题的背景资料

在专家回答问卷之前，研究人员应向专家阐明所要研究的问题及相关要求，并附上研究问题相关的背景材料；提供的信息应尽可能充分，使专家有足够的依据做出判断，还要尽力满足专家在实施中临时提出与本次研究相关的要求。

4.编制咨询问卷

问卷是德尔菲法的主要工具，因此编制咨询问卷是德尔菲法的重要工作。在编制咨询问卷时，研究人员要简化问卷，要集中问题；一次征询的问题不宜太多太分散，提高针对性，不要问与研究无关的问题。问卷设计应该措辞准确，不能引起歧义，避免出现组合事件，使专家难以回答，因为专家可能同意其中一个方面但不同意另一方面。

5.征询实施/多轮征询

准备阶段完成后，就要进入专家征询阶段。每个专家根据他们所收到的相关材料，在充分思考的基础上独立提出自己的判断和看法。在第一轮时，研究人员发给专家调查表请专家围绕问题提出预测及判断，然后回收并汇总整理专家咨询表，结合统计学方法进行分析评价，再将处理结果编入第二轮调查问卷中。在第二轮时，研究人员将第一轮的反馈意见发给专家，让专家比较成员之间不同的意见，请专家在第一轮反馈意见的基础上调整自己的看法和评判，进行再次回答；之后组织者回收问卷并统计处理专家意见形成结果，再将处理结果编入下一轮的调查问卷中。一般专家咨询这个过程需要3~4轮,之后的轮次与第二轮操作相似,但并不是所有研究都需要经过3轮次以上,应根据实际情况予以调整。

6.结果处理与报告

经过多轮征询和反馈,多数情况下专家们的意见趋于集中。该阶段主要的任务是采用一定的统计方法对最后一轮专家意见进行统计、归纳和处理,得到专家意见评判结果,最后将专家意见形成调查结果报告。

四、头脑风暴法

(一)定义

头脑风暴法(brainstorming method)又称"智力激荡法",是将少数人召集在一起,以面对面会议形式对某个(类)问题进行无任何约束的思考和自由联想,参会人员各自提出设想和方案的一种群体决策方法。

头脑风暴法可分为直接头脑风暴法(简称"头脑风暴法")和反向头脑风暴法(又称"质疑头脑风暴法")。前者是参会者在头脑风暴会议上尽可能激发想象力和创造性产生尽可能多的设想的方法;后者则是将焦点关注在反对意见上,对已提出的设想与方案进行质疑,由此发现方案的不足与缺陷,并对可能出现的后果进行评估,从而改进和完善原有方案,减少风险,提高可行性。

(二)实施程序

头脑风暴法是根据一定的实施程序与模式来保证创造性讨论的有效性,因此规范程序实施头脑风暴法是讨论成功的关键因素。从实施程序来看,头脑风暴法包括实施前准备阶段、正式实施阶段和后期评价选择阶段。

1.准备阶段

(1)确定议题:头脑风暴会议之前,应明确要讨论的具体议题,在召开会议前应告诉参加者,同时提供与议题有关的背景信息,让参会者知道通过会议讨论想要解决的问题,使参加者能够进行必要的准备。

(2)确定主持人:头脑风暴会议应设主持人1名,尽量由熟悉该领域的专家担任,要求熟悉头脑风暴会议组织特点和操作要素,掌握议题的现状和发展趋势。主持人要善于引导和把握会议节奏,创造自由轻松的会议氛围,让各位参与者充分表达自己的想法。同时,还应挑选记录员1~2人,认真将参会者每个设想(不论是否合理)都完整记录下来。

(3)确定参与者:头脑风暴会议参与者以5~10人为宜,也可略有增减。参与者人数太少不利于信息交流和激发思维,而人数太多则每人发言机会减少,会场气氛不容易掌握。参与者应具有专业学识丰富和思维敏捷活跃的特点,并且善于语言表达,最好具有不同学科的教育背景。虽然会议中参与者是平等、自由地发言,但同一次会议的参加者应尽量拥有相同的社会地位与资历,避免产生权威效应,影响会议的自由气氛和创造性思维发挥。

(4)确定会议持续时间:头脑风暴会议持续时间应当适中,尽量控制在1小时以内。会议时间过长容易偏离主题和疲劳,时间太短则与会者难以畅所欲言,不能获取充分的建议和信息。参加者的发言要尽量简练到位,不在会上评论别人的观点,保证会议效率。

2.实施阶段

(1)实施开始阶段:在头脑风暴会议开始时,主持人应首先介绍会议主题,说明与主题相关的背景情况;其次介绍参与人员及其专长,然后介绍会议程序和讨论过程中应遵循的原则;最后还要强调相关会议纪律,要求与会者积极投入,相互尊重,禁止相互褒贬,发言要围绕议题。

(2)现场实施阶段:要求会议氛围自由轻松,参与者可以自由发言或轮流发言;要采用有效措施鼓励参与者积极思考和发言;在现场实施阶段,整个现场要求气氛热烈但不混乱失控、大家积极发言但不是大声争吵或喧闹。

(3)信息记录要求:在会议过程中,记录工作是一项重要内容,应有1~2名记录人员,其职责是将参会者的每一条设想都同步记录下来,并进行编号;如参与者发言内容太多则可只记录要点,内容表述不清时则应向发言者确认。会议记录人员也可以随时提出自己的建议,而不仅仅是记录者。

3.后期评价阶段

头脑风暴会议结束后,紧接着的工作就是需要对会议上的所有设想和建议进行评价选择。组织头脑风暴会议一般都能获得大量的建议和设想,但这仅完成了任务的一半。头脑风暴会议只是产生设想或观点,还需要进一步分析评价和选择,找到有价值的创造性建议来进行下一步的实施。

会议结束后,研究人员应该对会议记录进行分类整理并加以完善,补充会议现场来不及记录完整的内容和相关背景信息,然后交给专门小组进行评价筛选。评价选择应主要从设想和建议的可操作性、应用前景、效益回报、时间限制和成本约束等多方面进行思考。一般研究人员会关注会议中激发出来的多数人员支持的"好"的设想与建议。

(三)实施原则

头脑风暴法是一种有效的群体决策方法,但要利用好头脑风暴会议,除了

程序上的要求外,还应坚持以下四个基本原则:

(1)自由发言原则:要求会议现场气氛自由轻松,无拘无束,参会者解放思想,不受任何条框限制,无拘无束地思考问题、畅所欲言,鼓励构思与众不同,标新立异,不必考虑自己的想法是否合理。

(2)禁止批评与延迟评判原则:禁止批评他人的设想和建议,但可以补充完善;也不准参会者当场对他人的想法评头论足,不使用判断性结论,不能肯定(支持)也不能否定(反对),对各种大胆设想的评判应放到会后组织专门小组完成。

(3)重量不重质原则:头脑风暴法通常希望参与者提供尽可能多的方案或设想,寻求最大量灵感。因此,需要打破传统思维束缚,鼓励与会者尽可能多地提出设想,重量不重质。

(4)整合完善原则:头脑风暴法通常鼓励利用他人已经提出的设想或灵感加以组合变化、补充、改进和扩展,以激发更多灵感,开阔思路。

第三节 常用定量研究方法

定量研究设计的主要方法有实验法和调查法。此外,有时也会基于文献资料进行定量研究。

实验法是指操纵一个或一个以上的变量,并且控制研究环境,借此衡量自变量与因变量间的因果关系的研究方法。调查法是指为了达到设想的目的,制订某一计划,利用量表、调查表等工具全面或比较全面地收集研究对象的某一方面情况的各种材料,并进行分析、综合,得到某一结论的研究方法。

一、实验研究

(一)实验研究的概念

实验研究的方式起源于自然科学,同时也更多地在自然科学中应用。20世纪初,社会科学从自然科学那里借鉴了实验的方法,并首先在心理学的研究中得到应用。目前,实验研究的方法也经常运用于管理学、社会学、教育学等社会科学领域。

为了便于读者对实验研究有清晰的理解,我们给出了实验研究的定义,即特意设计某些特殊的系统和流程,通过控制和观察操作变量之间的因果关系以得到具有明确意义的结论。

（二）实验研究的逻辑

如果研究人员根据某种理论命题得到两个变量之间存在因果联系的假设，或者根据经验事实和主观判断，推测现象 X 是造成现象 Y 的原因，即 $X \rightarrow Y$。那么，为了证明这一假设，研究人员应首先对 Y 进行测量，即先测量在没有受到 X 的影响之前 Y 的情况如何；然后，通过操纵某些条件，引入被看作自变量和原因的实验刺激，即引入 X；接着再对引入 X 以后 Y 的情况进行测量，并比较前后两次测量的结果。如果前后两次的情况发生变化，则可以初步认为 X 是导致 Y 变化的原因，即有 $X \rightarrow Y$。实验研究的最基本分析逻辑，如图 3-1 所示。

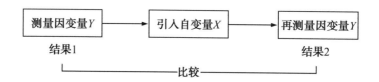

图 3-1　实验研究的最基本分析逻辑示意图

当然，这只是一种最简化的情形，同时，它也是一种最理想的情况。实际社会研究中研究人员的分析逻辑要复杂得多。因为整个社会是一个相互联系、相互影响的大系统。一般情况下，任何两种事物或现象之间的关系，都会同时受到若干其他事物或现象的影响。研究人员要说明这两种事物或现象之间存在因果联系，实际上就意味着要排除其他相关事物或现象造成因变量发生变化的可能性，即要排除其他各种因素造成因变量 Y 在前后两次测量中所得的结果不同的可能性。

为此，研究人员需要有一个控制组。对这个控制组来说，它也接受前后两次对因变量 Y 的测量，但却不对其实施实验刺激，即不引入自变量 X。这样，在"实验组和控制组这两组对象是相同的"前提下，研究人员就可以从实验组前后两次测量之差中，减去控制组前后两次测量之差，从而得到仅由自变量 X 产生的影响。这就是实验研究的分析逻辑中必须有"实验组""控制组"这一对基本要素的原因。同时，也是实验研究的基本逻辑的完整体现，如图 3-2 所示。

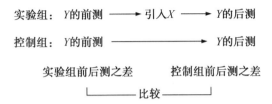

图 3-2　实验研究的基本逻辑示意图

(三)实验研究的类型

管理学研究领域常用的实验研究一般分为实验室研究(laboratory experiment)和现场研究(field experiment)。具体来说,现场研究是指在自然环境下进行的有控制的实验。实验者需要在自然环境下操纵自变量以检验自变量的变化对因变量造成的影响,从而能够探究自变量与因变量之间的因果关系。实验室研究是在一个研究人员创造的环境中进行实验,实验室不仅是一种简单的研究环境,更可以构造多种研究环境。一般情况下,研究人员可以根据不同的研究课题或目标采用不同的研究方法。通过对实验室研究和现场研究的对比分析,总结了各自的优缺点。对于实验室研究而言,其优势在于可以对实验背景和变量(因素)进行有效控制,受到混杂因素干扰小,内部效度高,检验因果能力强;其劣势为在于不是所有环境和事物都可以在实验室中创造出来,实验室的结果在推广性、普遍性和概括性上较差。对于现场实验而言,其优势在于更接近于现实情境,被试者不容易察觉自己参与了实验,且现场研究测试的样本相对而言比较完备,因而具有较高的外部效度;其劣势在于容易受到其他因素的影响,难以孤立出自变量的独立影响。

(四)实验研究程序

实验研究的方式与其他社会研究方式一样,遵循着社会研究从选题开始直到得出研究结论的基本逻辑过程。只是由于实验研究在对象选择、研究设计、变量测量、资料收集等方面的独特性,因而在具体的研究程序和步骤上有所不同。研究人员列举了实验研究的12个具体步骤:

(1)从一个有关因果关系的简单明白的假设开始。

(2)根据实际条件决定一种合适的实验设计用来检验假设。

(3)决定如何引入实验刺激或如何创造一种引入自变量的背景。

(4)制定一种有效的和可信的因变量的测量方法。

（5）建立实验背景，并对实验刺激和因变量测量进行预实验。

（6）选取合适的实验对象或个案。

（7）随机指派实验对象到不同的组，并对他们进行详细指导。

（8）对所有组中的个案进行因变量的前测。

（9）对实验组进行实验刺激。

（10）对所有组中的个案进行因变量的后测。

（11）告诉实验对象有关实验的真实目的和原因，询问他们的实际感受，尤其是当实验对象在某些方面被欺骗时，这种说明就更为重要。

（12）考察所收集的资料，进行不同组之间的比较，并运用统计方法决定假设是否被证实。

虽然并不是每一项实验都完全包含以上的所有步骤，同时这些步骤的前后顺序也不一定完全严格地固定不变，但它仍然较好地勾勒出了大多数实验研究的实际过程。

二、调查研究

（一）调查研究的概念

调查研究（survey research）是社会研究中一种常见的研究方式。调查研究以其特定的方式满足了社会研究人员探讨各种社会行为、社会现象和社会问题的需要。同时，定量研究的诸多内容也十分集中地体现在调查研究的方式之中。

调查研究指的是一种采用自填式问卷或结构式访问的方法，系统地、直接地从一个取自总体的样本那里收集资料，并通过对资料的统计分析来认识社会现象及规律的社会研究方式。

调查研究具有以下主要特征：

（1）调查要求从某个调查总体中抽取一定规模的随机样本，这种随机抽取的、有相当规模的样本往往是其他研究方式所不具有的一种特征。

（2）资料收集需要采用特定的工具，即调查问卷，且有一套系统的、特定的程序要求。

（3）研究所得到的是巨大的量化资料，且必须在计算机的辅助下完成资料的统计分析，才能得出研究的结论。

可以说，正是这三个方面的特征，使得调查研究的方式与其他几种研究方式相区别；也正是这三个方面的特征，使得调查研究成为社会研究中广泛使用的、强有力的研究方法。

问卷调查法是调查研究的一种，是在管理研究领域中使用最为普遍的一种定量研究方法。问卷调查法就是运用标准化、结构化的问卷向选取的某社会群体的对象样本提出问询,并通过对所获得的资料进行统计分析,进而辨析和认识总体状况和规律的研究方法。

(二)问卷设计

问卷(questionnaires)是调查研究中用来收集资料的工具,它在形式上是一份精心设计的问题表格,其用途是用来测量人们的行为、态度和社会特征。

一份好的问卷是问卷调查质量的重要保证,而问卷设计的关键就在于量表的选择和开发。研究人员可以选择成熟的量表,也可以开发量表。当现有量表不能满足现有研究的需要,或是当研究的目的在于测试某源自西方的概念的跨文化应用性,又或是研究的目的在于开发新的概念或量表(以设计量表为研究目的)时,都需要研究人员尝试着进行量表的开发。那么,如何判断研究人员自己开发出来的量表具备科学性呢?判断量表是否具备有效性和可靠性的参考标准主要有两条:第一是选择信度和效度良好的量表,第二是使用高质量的国际权威期刊上的量表。

在对量表的选择和量表的开发有了一个完整的了解之后,我们还需要知道一份完整的、严谨的、结构性的调查问卷仅仅拥有量表是远远不够的,还需要对一整份问卷的结构安排和主要内容有个充分的了解。一份完整的问卷通常包括封面信、指导语、问题和答案、编码等。

问卷设计的具体内容将在第六章中进一步介绍。

(三)调查研究的优点和缺点

调查研究具有四个明显的优点:①调查研究的方式可以兼顾到描述和解释两种目的。它既可以用来描述某一总体的概况、特征,以及进行总体中各个部分之间的比较,同时也可以用来解释不同变量相互之间的关系。②调查研究一般具有比较严格、规范的操作程序,这使得其研究结果具有较高的信度,即描述和概括事物的精确度较高。③调查研究可以迅速地、高效地提供有关某一总体的丰富的资料和详细的信息,在了解和掌握不断变动的社会现象方面具有很大的优越性。④调查研究所具有的定量特征和通过样本推断总体的特征,使得其应用范围十分广泛,受到广大社会研究人员、政府决策部门人员、市场研究人员和大众传媒从业人员的高度重视。自1993年开始的国家卫生服务调查就是一个典型的例子。它是卫生健康统计调查制度的重要组成部分,每5年在全国范围内开展一次,旨在通过需方调查获取居民健康状况、卫生服务需求及居民获得感等信息,反映我国卫生健康事业改革与发展的成效。

尽管调查研究具有众多的优点,但与其他几种研究方式一样,它也存在着一定的缺点。例如,在探讨和分析变量之间的因果关系方面,它不及实验研究的方式那么有力;而在对事物理解和解释的深入性方面,以及在研究所具有的效度方面,它远不及观察和访谈等实地研究方式;在研究的无反应性方面,它不及利用文献的定量研究的方式。特别是调查研究收集资料所采用的自填问卷或结构化访问的形式,无形中都限制了被调查者对问题的回答,使所得资料比较表面化、简单化,很难深入被调查者的思想深处,很难感受到回答者思想和行为的整体生活背景。

三、利用文献的定量研究

利用文献的定量研究(quantitative study using documents)是通过定量地收集和分析现存的以文字、数字、符号、画面等信息形式出现的文献资料,来探讨和分析各种社会行为、社会关系及其他社会现象的研究方式。这种方式的最大特征是不接触研究对象,而是利用二手资料(如日记、回忆录、自传、信件、报刊、网络电子信息、官方统计资料等)进行研究,具有很明显的间接性、无干扰性和无反应性。

根据研究的具体方法和所用文献类型的不同,可以将其划分为内容分析、二次分析和现存统计资料分析三种。内容分析是一种对文献内容进行客观、系统和定量描述的研究技术,它在程序上与调查研究的方法相似。抽样和编码是内容分析方法中两个十分关键的环节。二次分析是直接利用其他研究人员为了其他目的所收集的原始数据资料进行的新的研究。这种方法省力省钱,但关键是能否找到合适的原始数据资料。现存统计资料分析是对各种官方统计资料进行的分析研究。与二次分析所不同的是,现存统计资料分析所利用的不是其他研究人员收集的原始数据,而是各种政府部门所公布的基本统计资料。

第四节　卫生管理的研究设计

本节主要对卫生管理的研究目的、研究方式的选择、研究方案的设计、分析单位、时间维度五个方面进行介绍。

一、研究目的

卫生管理研究需要满足许多目的,如探索、描述、解释、预测、控制和干预。由于预测、控制和干预是建立在探索、描述和解释之上,因此可以认为卫生管理研究最基本的目的为探索、描述与解释。而且,无论是后实证主义范式还是建构主义范式下的研究,其主要目的都以前面三种为主。

(一)探索

当研究人员需要开发新的研究领域时,以探索为目的的研究尤为重要。研究人员可以通过探索性研究获得新知识、新观点。探索性研究通常可以满足三类目的:①满足研究人员的好奇心和对事物更加了解的欲望;②探讨对某议题进行细致研究的可行性;③发展后续研究中需要使用的方法。以探索为目的的研究往往是研究人员创新的来源,并且容易取得最新的研究成果。探索性研究主要包括文献回顾、专家咨询与实地考察三个部分。

(二)描述

描述是要发现总体在某些特征上的分布状况,其所关注的焦点不在于为什么会存在这样的分布,而在于回答这种分布是怎样的。换言之,以描述为目的的卫生管理研究的主要目的是收集资料。研究人员应从资料中发现信息,并将资料进行整合,从而描述出某种医药卫生领域现象的主要特征及规律。以描述为目的的卫生管理研究采用定性研究方法相对较多。

(三)解释

解释性研究的主要目的是说明卫生管理领域相关问题及社会现象产生的原因,预测其发展趋势或后果,探寻问题之间的因果关系,从而解释该现象或问题产生的原因,以及为什么会变化。例如,在研究农村老年居民就医行为时,研究人员除了想了解农村老年居民在就医时的想法,以及他们的就医行为表现的特点以外,还希望了解农村老年居民采取这样就医行为的原因;以及想了解他们中的一些人为什么会采取某种就医行为,而另一些人会采取其他的就医行为,这种差别的背后是否存在某种规律。

二、研究方式的选择

研究方式的选择与研究的问题,研究现象的性质、规模,研究所采用的分析单位以及研究所要达到的目标等密切相关。即使是对同一个研究问题或同一个研究假设,研究人员也可以采用不同的研究方式或在不同的场合和环境中进行研究。因而研究人员在进行研究设计时,应根据方便、经济、科学、可行的原则,选择恰当的研究方式。研究人员在选择研究方式时,需要认真比较和考虑各种方式所具有的优点和缺点,以及其可能对结果产生的正反两方面的影响。

三、研究方案的设计

研究方案的设计是指对整个研究工作进行规划,制定出卫生管理研究领域特定问题的具体策略,确定研究的最佳途径,选择恰当的研究方法。同时,它还包含制定详细的操作步骤及研究方案等方面的内容。研究方案设计在整个研究过程中扮演着十分重要的角色。因为研究课题的确立,实际上只是为整个研究工作提出了所要达到的目标。然而,如何去实现这一目标,则是研究方案设计阶段所要完成的任务。

研究方案的设计需要考虑到各个研究阶段的目的、任务和各个阶段之间的关系,具体内容一般包括如下几个方面:

(1)研究目的:说明研究目的产生的背景、理论意义和现实意义,明确研究是属于探索性研究还是描述性或解释性研究。

(2)研究方法:说明研究拟采取哪种或哪几种研究方法收集资料。方案中需要指出选择的为定量研究方法、定性研究还是混合研究方法,以及相关研究方法所服务的研究目的和内容。

(3)确定分析单位:分析单位究竟是个人、群体、组织或是其他,都是研究方案中必须反映的内容。

(4)确定研究内容:这一部分需要明确研究要调查哪些项目或指标,以及各个项目或指标之间存在什么样的联系。

(5)制订抽样方案:如果是定量研究,需明确抽样的研究总体是什么;如果采取定性研究,虽无须明确抽样的总体,但是需要介绍拟采取的抽样方法,如立意抽样、滚雪球抽样或偶遇抽样等。

(6)制订问卷或访谈提纲:这一部分要将所调查的项目系统地编排在调查问卷或访谈提纲中。其中,定量研究注重问卷的编制,而定性研究侧重访谈提纲的制订。

(7)确定调查场所和时间表:这一部分需要将调查时间与场所一一对应,明确在每个时间段的调查地点,并且将调查任务整合进时间表。

(8)研究经费的安排:主要包括调查问卷、访谈提纲印刷费,调查人员的差旅费、劳务费以及课题资料费、资料处理费等的安排。

四、分析单位

卫生管理学研究的分析单位是指"研究什么"和"研究谁"。分析单位的主要类型有以下几种：

（一）个体

以个体作为分析单位的描述性研究一般旨在描述由那些由个体组成的总体。个体通常是卫生管理研究中最常见的分析单位，研究人员通过分析个体特征来描述和解释医药卫生领域中的相关群体及其互动。

（二）群体

群体主要指具有某些共同特征的一群人，如女性乳腺癌患者、艾滋病感染者、学生、医生、老年人等。由于有些群体特征是由个人特征汇集而成，所以研究人员可以根据群体中的个体特征来判断群体特征。由若干个体组成的各种社会群体本身，也可以成为卫生管理研究中的分析单位。需要注意的是，当研究人员以社会群体作为分析单位时，研究和分析就不能下滑到群体层次之下，研究人员所研究的群体就是资料集合中的最小单位。

（三）组 织

组织是具有共同目标、共同价值观和正式分工的一群人所组成的机构或单位，如医院、疾病预防控制中心、医学会等。卫生管理研究往往侧重研究组织的内部结构，组织在医药卫生领域的功能、位置及各组织之间的关系和互动等。

（四）社 区

社区是进行一定的社会活动、具有某种互动关系和共同文化维系力的人类群体及其活动区域。社区作为一定地域中人们的生活共同体，也可以作为研究中的分析单位。研究人员可以通过分析社区不同特征之间的关系，或分析不同社区之间的相同特征的关系来解释某些卫生管理领域中的问题和现象。

五、时间维度

时间维度是从研究的时间尺度上将研究分为横向研究和纵向研究两种类型。研究人员在确定研究课题以后，需要围绕研究的目标从时间尺度上进行考虑，决定采取横向研究还是纵向研究。

（一）横向研究

横向研究（cross-sectional studies）也称为"截面研究"，是指在一个时间点上收集与研究对象有关的研究资料,并且描述研究对象在这一时间点所构成的全貌,或者探讨这一时间点上不同变量之间的关系。每5年一次的国家卫生服务调查和每10年一次的全国人口普查,都是横向研究的典型例子。需要说明的是,这里所说的"一个时间点",并不是指一天,更不是指一分一秒,而是相对比较短的一段(连续的)时间,如一个星期、一个月、三个月等。

横向研究的主要目标是对某种社会现象或某一社会总体的横截面进行了解,它也可以用来分析和比较某一社会现象或社会总体中的不同部分的特点及其相互关系。一般而言,探索性研究和描述性研究都是横向研究,也有一些解释性研究属于横向研究。但是,在有些解释性的横向研究中,往往存在着某种内在的问题。这是因为,解释性研究的目标通常是为了理解社会现象中的因果关系或因果过程,而作为原因的现象与作为结果的现象在时间上往往会有先后之别,社会现象之间的因果过程也往往是发生在一段较长的时期中。因此,在某些情况下,如果研究人员仅仅依靠来自某个时间点上的观察所得到的资料进行分析,其结论往往难以成立。

(二)纵向研究

纵向研究(longitudinal studies)是一种跨时间观察同一社会现象的研究方法,是指在不同的时间点或较长时间内收集资料,用于描述社会现象在某一时间段的发展变化,以及解释不同社会现象前后之间的关系。纵向研究包括的范围很广,如社会史研究、生活史研究、政治制度史研究、家庭生命周期研究等。纵向研究能够了解社会现象的发展过程,能比较不同时期的变化。纵向研究比横向研究更容易让研究人员进行逻辑上的因果判断。但纵向研究比横向研究需要更多的时间和经费,这一特点决定了它不能被广泛使用。中国健康与养老追踪调查(CHARLS)是一项具有全国代表性的纵向调查,由北京大学国家发展研究院主持,采用地理信息系统(GIS技术)和地图法创建村级抽样框,参照人口比例抽样法,对我国28个省级行政区、150个县级单位、450个村级单位的中老年人群体进行入户调查。CHARLS全国基线调查始于2011年,并在2013年、2015年、2018年开展了全国基线调查的三次追踪调查。

纵向研究主要分为趋势研究、队列研究、同组研究等几种类型:

(1)趋势研究(trend studies)指的是对研究对象随着时间推移而发生的变化进行研究。趋势研究的目的是通过对研究对象在不同时期的态度、行为或状况进行比较,以揭示和发现社会现象的变化趋势和规律。趋势研究在实质上是对某一研究总体所进行的若干次横向研究,并将这些横剖结果进行比较,进而分析和探讨这一研究总体的发展变化规律。例如,通过对我国1993年、1998年、

2003年、2008年、2013年、2018年六次国家卫生服务调查结果的比较,来分析我国居民卫生服务利用变化的趋势和规律,就是趋势研究的很典型的例子。关于趋势研究,需要注意的是,对同一总体在不同时点上所进行的若干次横向研究必须是具有同样的研究内容,采用同样的测量方法。更具体地说,每次研究所问的问题都应该是一样的。如果问题不同,就无法进行比较。

(2)队列研究(cohort studies)是指同一时期、同一类型的研究对象随时间推移而发生变化的研究。研究人员注重的是某一类型,而不是个体的特征。换言之,每次研究的样本或具体对象可以不同,但是要保证研究对象属于同一类型的人群。需要注意的是,队列研究要求每次调查的抽样都应该是随机的,目的是保证被研究的样本可以代表这一类型的群体。

(3)同组研究(panel studies)又称为"定组研究"和"追踪研究",指的是对同一组人随着时间推移而发生变化的研究。同组研究与趋势研究、队列研究相似,所不同的是同组研究每次研究的都是同一批受访者;同组研究的目的是对同一批研究对象随时间推移而发生的变化进行研究。其最显著的优点是能够较为准确地探讨人们的态度、意向和行为的变化过程和变化模式,进而分析造成这些变化的因素。

思考题

1.常用的定性研究方法有哪些?

2.常用的定量研究方法有哪些?

3.什么是利用文献的定量研究?

4.研究方案应该包括哪些方面?

第四章 系统综述与文献综述的撰写

根据研究的过程,确定具体的研究问题后,就要确定这个研究问题是否已经解决,解决这个问题有哪些研究方法,以及哪些方面还有待进一步深入研究等,这就需要开展系统综述或文献综述。本节将介绍综述的方法与框架,为科学研究提供可以操作的指南。

第一节 概 述

一、概念

(一)系统综述、分类及框架

1.什么是系统综述

系统综述是在荟萃(Meta)分析基础上发展起来的,更完善、更系统的总结证据的科学方法。该方法起源于社会学领域,并逐渐扩展到教育、医学等领域。

国际上一些组织根据其研究范畴对系统综述给出了不同的定义,如尼古拉斯·梅斯(Nicholas Mays),凯瑟琳·波普(Catherine Pope)和珍妮·帕派(Jennie Popay)在2006年9月第五届服务提供和组织(SDO)大会上的发言中指出,系统综述是一种试图通过寻找、评价和协调等方式获取一系列最小偏倚的科学方法回答一个具体问题的综述方法。

坎贝儿(Campbell)协作网对系统综述的界定:系统综述的目的是将一个具体问题的最好证据进行归总,其方法是通过将一些研究的结果进行整合。一个系统综述利用透明的过程来找到、评价和整合相关研究的结果。这个过程需要事先确定来保证操作的透明性和可重复性,同时也使得偏倚最小化。一个综述中的研究经过了质量评价,因此大量研究结果可以整合在一起。同行评议是综述过程中非常关键的部分,而且需要研究人员对研究进行独立评价。一个系统综述必须包括以下部分:明确的排除和纳入标准,一个明晰的检索策略,对纳入研究进行系统编码和分析,Meta分析(可能的条件下)。

循证决策与实践信息协作中心(the Evidence for Policy and Practice Information and Coordinating Centre,EPPI-center)认为,系统评价旨在尽可能多地寻找某一具体问题的相关研究,使用明确的方法确定这些研究表达的可靠含义。这些研究方法应该清楚、系统,目的是为了获得多样的、可靠的结果。而后,系统评价将对研究结果进行合成,并让决策者和实践者能够较容易地获得。系统评价可减少其他证据综述方法可能导致的偏倚。系统评价或系统合成研究的主要特征包括使用清晰透明的研究方法,有一套标准的研究操作步骤,可阐释、可重复和可更新,需要用户参与以确保报告的相关性和实用性。

总之,系统综述是一种科学的、客观的、系统地总结和整合原始研究结果的研究方法,具有完整、透明和可重复的特点,可为医疗卫生决策提供较为完整、可靠、权威的证据。

2.系统综述的特点

伦敦大学教育学院的EPPI中心,在系统综述、定性方法研究和发展系统综述方法学方面建树颇多。该中心总结了系统综述的六大特点:

(1)系统综述产生结论的过程是透明的。系统综述中清晰呈现每个步骤的操作过程,并采取减少研究偏倚的措施。例如,如何处理不同质量的研究结果、如何避免遗漏潜在相关的研究,用清单和明确的办法避免误解现有的知识是系统综述的一个基本原则。

(2)在综述开始之前制订评价方案(protocol)。跟任何高质量研究一样,系统综述的方法需要在研究开始之前确定方案。这有利于减少实施过程中的偏倚,如确保综述人员的工作不会过多地受到其所得到结果的影响。若在评价进程中需改动方案,则需要在最后报告中加以指出,并说明改动的理由。在系统综述中,如果一个问题的评价方法需要反复确定,其评价方法难以在综述开始前就完全确定下来,但会在最后报告中详细列出。

(3)全面检索以获得尽可能多的相关研究。系统综述包括努力搜寻尽可能多的有关研究。若希望评价结论不会因研究可获得性的难易程度而受影响(通常那些显示干预措施有益的、已发表的研究最易得到),全面检索就很重要。系统综述也要求使用明确的纳入标准来确保每一个被检索到的研究确实都是针对研究问题的。有些系统综述并不以面面俱到作为目标,因为此类综述的本质和评价方法仅仅是鉴别遴选部分作为证据的实例。只要在方法方面做到透明、严谨、连贯,就可以被认为是系统综述。

(4)清楚明确的综述过程。系统综述会清楚地展示其研究方法以便得到评估。例如,详细地报告查找研究的方法(数据库检索,专科书目检索,相关杂志手检,追踪未发表的研究),这有利于读者自己来决定评价者是否足够谨慎地做了充分的检索来帮助回答该研究问题。系统综述的报告中需严格、详细地描述方法和结果部分。

(5)潜在用户的参与。为满足所有潜在用户的需要,在证据合成过程中需各种用户参与综述问题的形成和具体操作过程。咨询小组可以协助界定议题范围,并确定这些议题的具体内容,这对深度挖掘很有帮助。

(6)合成可靠研究的结果。系统综述的一个重要特征是根据以前的研究结果合成一个总的证据。评价所获文献的研究质量是合成过程中的重要步骤。通过评估,可以赋予不同研究以不同权重。低质量的研究会被赋予相对低的权重或被直接排除。此举的根本目的在于确保只有可靠的研究才能影响最终结论。证据合成通常以结构式叙述、一览表或统计学合并(Meta分析)的形式表达。合成结果用于得出结论和建议,其目标是搭建纳入文献和研究结论之间的桥梁。

3.系统综述的分类

按综述的问题,目前的系统综述可分为效果评价综述、影响因素分析综述和现状描述综述。效果评价综述只纳入随机对照试验研究、有对照的前后对比研究和间断性时间序列研究,影响因素分析综述可纳入队列研究、横断面研究或定性研究等研究,现状描述综述则可纳入描述性研究。按综述合成的方法,可分为有Meta分析的系统综述、不含Meta分析的定量合成综述、定性合成的系统综述、叙述性合成的系统综述等。按纳入的证据类型,有些系统综述只纳入科学研究,而有些综述开始纳入实践者经验、现有政策综述等。

系统综述还可以从综述广度和深度进行分类。针对较宽泛问题的综述,可以用理论框架解释数量大、类型多的证据,即用描述性综述(descriptive map,scoping review)剖析大量研究,对此类问题的范围、具体研究领域进行界定和描述。对范围明确的具体问题的综述,需要深入评价原始研究的质量,并定量或定性地合成原始研究的结果(systematic synthesis)。

4.系统综述的框架

一般情况下,系统综述包括系统综述的基本信息、摘要、简单内容总结(plain

language summary)、正文(背景、方法、结果、讨论与建议)、致谢、参考文献、附录等部分。以科克伦(Cochrane)系统综述为例,每一个部分的具体内容如下:

(1)系统综述的基本信息包括系统综述的类型、系统综述的作者及单位、系统综述的时间表和方法学更改信息等。

(2)摘要是范式化的,包括背景、目的、检索方法、排除与纳入标准、数据筛选、数据收集与分析、主要结果。

(3)简单内容归结,是指系统综述的主要产出结果。

(4)背景部分主要阐述系统综述主题的意义、为什么进行系统综述、现有系统综述的状况及尚未解决的问题,从而引出将要开展系统综述的创新点或意义。

(5)方法部分包括:①纳入和排除标准;②检索资源与方法;③文献筛选方法;④数据提取方法;⑤文献风险偏移评价方法;⑥数据分析与整合方法。

(6)结果部分包括数据筛选结果、对纳入文献的描述、对具体研究结果的描述。

(7)讨论与建议包括对综述结果的讨论、该系统综述方法的讨论、结果适用性以及外推性的讨论,建议包括对卫生决策者的建议和对研究人员的建议。

(8)致谢包括对在系统综述开展过程中得到的组织资金的资助方、技术支持机构或个人和其他为综述做出贡献的组织和个人表示感谢。

(9)参考文献包括纳入研究、排除研究和系统综述在撰写过程中引用的文献。

(10)附录包括:①数据库筛选策略与结果;②纳入研究的基本特征表;③纳入研究的风险偏移评价结果表;④排除研究的原因表;⑤主要结果的对照表(summary of findings tables);⑥其他表格,包括对结果指标的测量表(outcome measures of included studies)和效果测量表;⑦数据分析表;⑧数据分析图,如Meta分析。

(二)文献综述的定义和框架

1.文献综述(literature review)

文献综述即文献综合评述。确定选题后,在对选题所涉及的研究领域的文献进行广泛阅读和理解的基础上对该研究领域的研究现状(包括主要学术观点、前人研究成果和研究水平、争论焦点、存在问题以及可能的原因)、新水平、新动态、新技术和新发现、发展前景等内容进行综合分析、归纳整理和评论,并提出自己的见解和研究思路。

2.文献综述的框架

文献综述分为有格式的和没有格式的两种。有格式的文献综述一般包括背景、正文、结论和参考文献。背景部分包括文献综述的目的、意义及范围;正文包括对已有研究内容的描述、分析、分类,对已有研究方法的总结与比较,已有研究优缺点的评价,已有研究已经解决的问题和尚待解决的问题等;结论部分是文献研究的结论,指出自己对综述主题的意见、存在的不同看法以及要解决的问题等。最后,需要列出参考文献说明综述资料的来源和可信程度,同时方便读者进行检索。

(三)系统综述与文献综述的区别

从方法学上比较,系统综述与传统文献综述在综述过程、检索方法、文章筛选等方面都具有很大差异,详见表4-1。

表4-1　系统综述与传统文献综述的比较

	系统综述	传统文献综述
综述过程	综述开始前需要完成综述方法的方案,并严格执行;方案的改动需要在综述报告中阐明;综述报告的格式内容有严格的规范	没有综述方法的方案,对综述格式没有要求
检索方法	明确的数据库、预先设计的检索策略和检索方法和检索灰色文献;除了检索电子数据库外,通常还包括手工检索	没有系统的界定数据库类型和检索方法
文章筛选	预先设计、透明、可重复的筛选标准	筛选过程主观、不透明,筛选标准不明确
质量评价	设计与研究目的符合的方法学质量评价标准	无质量评价,同等对待不同研究质量的研究结果
综述者数量	多名综述者同时重复筛选、评价文章,防止个人偏倚	往往由作者一人完成
综述结论	有系列预先设计的结果指标、在原始研究符合要求的前提下,应进行定量统计整合,否则进行叙述性综合,亦有定性研究的整合方法	原始研究结论的叙述性综合和解释
综述的发表和更新	一般需要定期检索新的研究结果,更新综述	不进行更新

由上分析可见,相对于传统综述而言,系统综述具有明显的优点,具体表现在:

(1)在收集原始研究的策略上,系统综述能系统收集所有可能发表和未发表的研究。

(2)有明确详细地对文献检索策略的描述。

(3)有明晰的纳入标准,严格评估纳入研究的质量。

(4)从原始研究中提取资料的方式上,有严格设计的统一数据收集表格,有严格的质量控制措施。

(5)有科学的分析和整合数据的方法。

(6)系统综述发表后,仍不断地更新和补充新的信息。

二、系统综述和文献综述的作用与意义

(一)系统综述的作用与意义

1.获取科学证据的重要工具

循证决策重要的环节是获得系统、全面和可靠的决策证据。系统综述被认为是提供决策证据的重要工具,并已经在公共政策、临床医学、社会科学等领域得到了广泛的应用。

卫生政策决策的证据来源包括科学研究、专家观点、政策简报等,而高质量原始研究的系统综述为医疗卫生决策提供了全面、可靠、权威的证据,受到了全世界的高度重视,是决策者首先应该检索的证据来源。

2.科学研究的重要阶段

确定科学问题是科学研究的第一个步骤也是最重要的阶段之一,其创新性、可行性和重要性是决定其是否可以开展的标准。除了考虑研究人员的时间、人力、财力等条件,以及理论或应用意义外,最重要的就是创新性。创新性是其学术意义非常重要的一个维度,这就要求将研究问题转换为系统综述问题,系统了解和掌握该主题已经开展的相关研究,找到研究的切入点或研究方法来体现将开展研究的创新点,体现其学术价值。

3.学术论文的组成部分

越来越多的学校要求硕士和博士研究生在撰写论文时,将文献综述作为独立的一章;更高的要求就是对其选择的研究题目进行系统综述,目的是作为研究人员要对该主题所有的相关研究进行全面了解和透彻的理解,从而为更深入地研究奠定理论和方法基础,并提出创新角度切入研究主题。

(二)文献综述的作用与意义

文献综述是进行科学研究、完成学术论文的基础,主要体现在:

1.了解和掌握研究主题的历史脉络和趋势

通过检索与研究主题相关的文献,可以根据时间脉络了解和掌握研究人员在不同时期在该研究领域所做的研究,包括研究的内容、不同角度和趋势。

2.发现和获得研究问题的理论

研究人员通过阅读与研究相关文献,能为研究找到比较扎实的理论基础和工具,而不需要从头做起。已经在杂志上反复出现的研究课题一般都已经奠定了一定的理论基础,这样就有助于避免论文缺乏理论指导的缺陷。

3.确定研究的创新点

研究人员通过批判性阅读与研究主题相关的研究,可以发现历史研究存在的问题、缺陷和有待深入研究的方面,从而确定拟开展研究的方向、聚焦点、方法等可能进行创新的地方,以此确定研究的学术价值。

三、系统综述和文献综述的步骤

(一)系统综述的基本框架

山东大学卫生管理与政策研究中心团队研究的两段式"卫生政策系统综述方法",适用于卫生经济、卫生管理、卫生政策、社会科学、教育学等领域。其框架如图4-1所示。

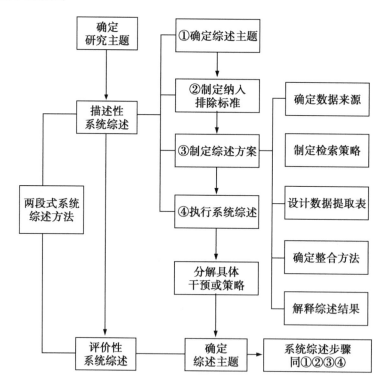

图4-1 两段式卫生政策系统综述方法

如图4-1所示,描述性系统综述和评价性系统综述的基本步骤均包括确定综述主题,制定排除和纳入标准,制订综述方案,执行系统综述四个阶段。对于评价性系统综述的主题建立在描述性系统综述的结果上,进一步挖掘出可以进行深入开展的具体研究问题。

系统综述的关键步骤包括:①明确选题和确立纳入标准;②检索原始研究;③筛选研究文献和提取数据;④评价纳入研究的偏倚风险(用于评价性系统综述);⑤分析和整合数据。

(二)文献综述的基本步骤

相比系统综述,文献综述的方法没有那么严苛,但是作为规范的文献综述需要做到:①明确的研究主题和研究对象;②根据研究目的检索相关文献;③根据研究目的选择相关文献;④用评判的方法阅读相关文献。

由此可以看出,系统综述与文献综述的一些步骤是重复的,如检索文献、选择文献、评价文献等,只是系统综述有更严格的方法学要求。下面章节的内容将以系统综述的步骤为线索,详细介绍系统综述的关键技术,并明确文献综述可以借鉴的方法。

第二节 检索文献

系统综述要求用穷尽的、客观的和可重复的检索方法,在数据资源中找到尽可能多的相关研究,这也是系统综述区别于传统文献综述的重要一点。系统综述是根据排除与纳入标准来系统检索与主题相关的所有相关文献,做到时间和空间的全覆盖,而文献综述是研究人员根据研究目的来检索相关文献。根据系统综述方法,检索过程包括确定检索资源、检索方法等。

一、确定检索资源

卫生管理和政策研究为多学科交叉研究领域,涉及社会学、经济学、公共政策学、人口学、心理学等多个学科,所以相关卫生政策研究文献不仅出现在一般卫生数据库中,与之相关的学科领域的数据库或者网站也都可能是文献来源。研究的来源包括已经发表的文献和未发表文献(灰色文献),已经发表的文献可以通过电子数据库或者机构网站获得,而灰色文献则需要通过联系作者和主题专家来获得。同时,纳入研究的参考目录也是获取证据的重要来源。

（一）电子数据库

研究人员需要根据研究题目的所属学科或者将要立足哪个学科开展研究来确定相应的数据库。常用数据库包括综合数据库（Scopus, ISI Web of Knowledge, ScienceDirect 等）、一般医学数据库（PubMed, EMBASE 等）、经济管理数据库（EconLit, JSTOR 等）和社会学数据库（Applied Social Sciences Index and Abstracts, CSA Social Services Abstracts 等）。

官方网站资源也是获取研究文献的重要途径,如国际组织（世界卫生组织、世界银行、经济合作与发展组织等）官网、政府官网[中国卫健委、美国卫生与人类服务部以及美国疾病预防控制中心（CDC）、英国国家卫生部、加拿大卫生部以及其他各个国家的卫生部门网站]和学术机构网站等。

（二）手工检索

手工检索以电子数据库检索为基础。首先,对电子数据库检索结果进行初步筛选,选出相关文章集中的杂志。然后,人工翻阅相关杂志近几年（年限可由研究人员根据研究主题的特点确定）的复印版,查找相关文章。会议纪要也是手工检索的重要组成部分,因为许多会议文章并未发表和编入数据库。

（三）参考文献检索

纳入文章的参考文献,尤其是相关主题综述的参考文献,是获取更多相关研究的有效途径。综述工作者需要手工或利用软件追踪相关文章的参考文献。

（四）获取未发表研究

联系相关研究的作者或者专家是获取未发表文献的一个途径。通常可通过正式信函,发出纳入文章列表和纳入标准,请求对方提供此类发表或未发表文章。也可通过此途径获得相关在研的文章,虽然在研文章的可用性值得探讨,但可用来更新系统综述。

二、确定检索方法

（一）确定检索词

将系统综述问题分解为几个部分,这取决于综述的主题。一般而言,可以将综述问题分为研究对象、研究主题、研究结果和研究类型四部分。对于描述性系统综述可不对研究类型进行限制。

在操作方面,可以将研究题目拆分为几个主题词,对于检索入口词可以通过专家咨询、阅读经典文献和数据库试检索来确定。寻找检索词是反复调整的过程,检索者开始时掌握的检索词往往是有限的,进行初步检索后,找出相关的文章,阅读文章中所使用的词组,补充、调整起初的检索词。用调整后的检索词继续检索,根据结果中的相关文章重新调整检索词,直到没有新的相关检索词出现,表示检索词基本全面。

(二)确定检索策略

制定检索策略需实现查准率和查全率的平衡,这是一个反复调整的过程。

组合检索词,构建检索策略。构建的原理是将表示每部分的同义检索词用逻辑符"或"连接,然后将各部分检索结果用逻辑符"并"连接。具体而言,根据上述环节确定的主题词以及每一个主题词的检索词,将不同主题词之间用"并"连接,每一个主题词的检索词之间用"或"来连接。检索策略要根据每个数据库的特点进行转换,但是要保持上面的逻辑关系,这样才能保证每个数据库的检索策略是一致的。同时,在操作上应该注意:

(1)不仅使用自由词检索,也要用主题词检索,检索 Pubmed 和 EMBASE 时要研究 Mesh 词表和 EMTREE,在专业检索人员和主题专家的帮助下选择主题词。

(2)注意检索字段。根据检索需要,选择题目、摘要、全文等字段。不限定检索字段的情况下,有些数据库会自动解释检索字段,会造成检索结果查准率下降。

(3)注意使用截词符。截词符可代表检索词各种写法,保证全面检索。每个数据库截词符的规范很不相同,需要检索人员阅读检索帮助。

(4)非专业检索人员在掌握基本检索原理的基础上,应仔细阅读学习每个数据库的检索帮助。

第三节　筛选文献

由于数据库检索方法的不完善,根据检索策略获得的文献不一定都是研究人员要找的文献,因此需要对检索到的文献进行筛选。

一、筛选过程

一般地,筛选分为题目和摘要筛选阶段与全文筛选阶段。第一个阶段是筛选检索结果的题目和摘要,通过题目和摘要提供的信息,判断文章是否符合预先制定的纳入标准;只要有足够信息判断文章不符合任何一条纳入标准,这篇文章就应被排除。只要题目和摘要不足以判断应纳入或排除的文章,应予以保留并寻找其全文。然后,阅读全文进行筛选,最终确定排除的和纳入的文章。

为了保证筛选过程的客观、可重复,系统综述要求以上两个阶段的筛选过程,必须由至少两人同时承担;每篇文章应由两人同时独立筛选,对比筛选结果,并对不一致的结果进行讨论。如果两人同时讨论仍不能达成一致意见,应与第三人讨论,或进行综述小组讨论。而文献综述则由研究人员根据研究目的确定是否是要查找的文献。

二、筛选过程的记录

许多文献管理工具都能用于文章的管理和筛选,如 Endnote、Reference Manager、Procite、EPPI Reviewer。首先,所有数据库的检索结果可导入管理工具进行查重,剔除重复的文章可减少筛选的工作量。其次,在管理工具中,可找到空白字段,记录每篇文章的筛选状态,如排除的原因。为了使筛选过程更透明,综述中应加入一个表格,说明筛选的结果,如统计排除文章的数量和原因。必要时,研究人员可列出进入全文筛选的所有文章的排除原因。

文献综述不要求对筛选过程进行记录,可以利用上述文献管理工具记录研究人员认为重要的信息,如重要理论、研究方法的特征或其他信息。

三、筛选要注意的问题

对于系统综述而言,寻找全文可能等待时间比较长。数据提取过程(筛选后的下一阶段工作)和索取全文应该同时进行。已经确定纳入的文章先进入下一阶段的数据提取和质量评价,不必等筛选工作全部完成。

有时可获取的全文都已完成数据提取,仍有全文未得到。这种情况下,可限定一个日期,在这个日期之后开始撰写综述报告,停止收取全文。但综述中必须透明、公开地解释未获取全文的数量和未获取的原因,并分析未获取全文的研究地点、时间、文章类型的分布。这样即使因未获取全文导致偏倚的产生,偏倚也是可预测的。

第四节 提取关键信息

　　数据提取表在系统综述过程中起到桥梁的作用,连接原始研究的信息和综述的结果。数据提取表的功能可概括为三点:①数据提取表的设计直接反映综述的目的和内容,以及对原始研究质量的评价标准;②可记录综述过程中的决策变化,如可追踪文章是如何被纳入或排除的;③数据提取表的内容可用来进行分析和综合。

一、数据提取表的设计

　　数据提取表的设计没有统一的规范。综述作者设计数据提取表时,必须首先明确该综述想获取的信息。一般地,数据提取表应包括以下几部分内容:

　　(一)原始研究的基本信息

　　此部分包括文章名称、作者、出版日期等,以利于提取人员记录文章的其他特点。

　　(二)原始研究的主要信息

　　1.原始研究的研究方法

　　此部分提取的信息即前章的质量评价标准。研究人员分析原始研究和回答问题的同时,也是在进行质量评价。

　　2.原始研究的研究对象

　　根据综述的主题,研究对象可以是人群、机构、服务等。收集研究对象的信息要具体,考虑到所有可用于分析的因素。例如,综述者若考虑到患者的民族、居住地点是干预效果的影响因素,那么在数据提取中,就应记录研究对象的这些信息。

　　3.原始研究中的干预/政策

　　对研究中开展的干预或政策和实施过程要详细记录。若是评价干预或政策效果的综述,也要记录对照政策的内容和实施。

　　4.原始研究的结果

　　原始研究的结果包括结果指标和结果内容,综述作者应该综合考虑原始研究所用的指标和回答综述问题需要的指标。一般地,应首先提取原始研究的研究结果,再考虑进行转化和再分析。

　　5.原始研究的背景

　　这部分对于卫生政策系统综述尤其重要,一般需要提取与政策相关的宏观环境,如当地经济发展水平、卫生保健体制等。

二、提取数据的过程

系统综述中要求数据提取过程(包含质量评价过程)需要至少两名研究人员同时独立完成,对比每一篇原始研究提取和评价的结果,不一致的意见要讨论决定。

为了提高效率,正式进行数据提取之前,应该对数据提取表进行预试验。通过预试验,可发现数据提取表中的问题,进行补充修改后再对所有文章进行数据提取。

数据提取可用的工具有 RevMan 和 EPPI Reviewer 等。RevMan 是 Cochrane 综述所用工具,可免费下载使用。

研究人员则可以利用 Excel 来提取文献综述中的数据,并可以记录自己认为重要的信息,以便于后面进行分析。

三、数据提取的注意事项

提取数据的过程中,研究人员一定要带着自己的研究问题和研究目的,提取的是跟自己主题相关的关键信息。在数据提取过程中,研究人员可能还会剔除不符合纳入标准的研究。

第五节　评价文献

系统综述与文献综述的一个重要区别就是系统综述要对纳入的研究进行偏倚评价或质量评价,主要从方法学上对纳入研究的研究设计进行评价,判断其数据的真实性和可靠性。

目前,根据研究目的,卫生政策系统综述可以归为效果评价系统综述、影响因素分析系统综述和现状描述系统综述三种类型。对于描述性系统综述而言,对研究类型没有进行限制。因此,从方法学上来讲,研究人员可以不对纳入的研究进行偏倚评价,但也要客观地判断文章提供信息的客观性。

一、效果评价系统综述对纳入研究的偏倚评价

Cochrane 协作网的 EPOC(Effective Practice and Organization of Care)组的

研究主题最接近卫生政策干预评价,其方法是纳入随机对照试验、对照试验、有对照组的前后对照研究和有间断的时间序列研究四种研究设计,并以控制选择偏倚(selection bias,由于实验组和对照组的分配方法不当,导致入选研究对象和未入选对象存在系统差异)、执行偏倚(performance bias,因对照组和实验组接受的干预不同,实验对象的心理因素等导致两组会有干预外的系统差异)、损耗偏倚(attrition bias,过程中实验组或对照组对象失访造成的系统差异)和检测偏倚(detection bias,实验组和对照组在结果测量上产生的系统误差)为原则,制定了详细的评价标准。

　　同时,国际上一些学者也在探索非Cochrane系统评价的质量评价方法,有代表性的是埃克曼(Ekman)的系统综述《有关中低收入国家社区医疗保险的系统评价》,其主要评价的维度包括研究问题、理论基础、方法学、数据、研究目标的完成、研究结果、讨论和结论等,如表4-2所示。

表4-2　Ekman评价研究质量的方法

质量评价标准	3	2	1	0
研究问题 　研究问题是否清晰? 总的研究目的和具体研究目的是否明确?				
理论基础 　研究动机或理论基础是否清晰? 研究的理论基础应包括参考文献中的其他研究,或相关的理论解释。				
方法学 　研究是否清晰地描述了回答研究问题的研究方法? 　研究是否利用横断面或时间序列的统计分析方法? 　是否利用了统计回归分析? 　研究是否有控制组或其他的对比组?				
数据 　对数据来源、样本量、时间范围等研究方法的信息是否有所描述? 　研究的数据是否是原始数据? 　研究是否利用了家庭调查或机构水平的数据?				

质量评价标准	3	2	1	0
研究目标的完成 　研究问题和研究发现应该是非常一致的。				
研究结果 　所有的结果和发现都应该从本研究的数据和方法中得出。				
研究和讨论 　是否讨论研究的优点、可能的偏倚和局限？				

此质量评价标准中，每个问题分4个水平，0代表文章完全未执行此标准；1代表文章部分地执行了此标准；2代表文章完全执行此标准；只有使用了统计回归分析的文章，才能在方法学第3个问题上得3分。根据总得分，所有研究可分为3个质量水平(25~22分；21~17分；16~0分)。

在做卫生政策系统评价时，可根据纳入文献的研究设计，利用和借鉴上述质量评价标准。

二、影响因素分析系统综述对纳入研究的偏倚评价方法

影响因素分析系统综述主要用于探索政策客体(居民、患者、医生等)对政策的看法，分析影响政策效果的因素，探讨政策的适用性等。这种类型的系统综述可纳入试验研究、队列研究、病例对照研究、横断面研究等定量研究，也可纳入定性研究。其研究质量评价的方法仍处于探索阶段，主要原则是从方法设计和执行上，保证研究设计本身的质量。

（一）定性研究的质量评价方法

定性研究方法是卫生政策研究中常用的方法，目前没有统一的质量评价标准，研究人员可以从研究问题、研究方法以及与研究目之间的关联、研究结论及其适用性等方面进行。在评价其研究质量的时候应该考虑两个方面：

（1）研究的有效性包括数据收集方法和分析方法是否解释清晰，数据来源和分析过程的有效性检验，回答者对数据有效性的检验和特殊或者矛盾数据是否描述清楚等；研究的相关性包括研究结果是否有新知识或者理论的提出。

（2）研究结果的外推性包括研究结果是否能广泛用于同类型人群或者其他人群，研究结果是否可以推广到类似环境等。

（二）横断面研究的质量评价方法

横断面研究是观察性研究中常见的方法，其质量评价方法可以通过调查对

象的确定方法、调查工具的准确性与可靠性、收集资料的真实性和结果的外推性等方面进行判断,具体包括下面几个问题:

(1)调查对象是整个人群,还是其中一部分人群?

(2)如果调查对象是人群的一部分,样本是怎么抽取的? 是否采用了随机抽样?

(3)是否采用了分层抽样以提高样本的代表性?

(4)问卷的准确性和可靠性是否经过验证?

(5)核实资料真实性的措施是什么?

(6)研究人员的结论是否忠实于调查数据? 如果有推论,是否可将结果和推论区分开来?

第六节　数据的分析与整合

在系统综述过程中,数据提取工作完成后,就要对纳入研究的信息进行分析和整合,通过一定的综合方法将纳入的单个研究结果进行整理、整合,这也是系统综述区别于传统文献综述的一个特点。

整合的方法分为定量整合方法和定性整合方法。定量整合方法有Meta分析和叙述性整合,定性整合方法包括主题综合(thematic analysis)、Meta人类学综合(Meta-ethnography)等。采用何种整合方法应依据系统综述的类型而定。

一、定量整合方法

(一)Meta分析

Meta分析是将系统综述中的多个不同结果的同类研究合并为一个量化指标的统计学方法。Meta分析通过合并汇总同类研究,能从统计学角度达到增大样本量、提高检验效能的目的。当多个研究结果不一致或都没有统计学意义时,Meta分析可得到更接近真实情况的综合分析结果。Meta分析主要用于干预效果评价的系统综述。通过Meta分析可以回答干预是否有效果、干预效果的大小、不同研究在验证干预效果上的一致性。目前较成熟的Meta分析方法是分类变量两个成组设计的比较、两个均数比较的Meta分析、Meta回归分析。诊断性试验的Meta分析、多个均数比较的Meta分析等都还在发展之中。

1.Meta分析的运用需要一些前提条件

（1）研究要有同质性，用Meta分析综合大量在研究设计、干预措施、研究结果上差异性较大的研究，其结论可信性会较低。

（2）Meta分析要建立在原始研究质量评价的基础上，合成质量差的原始研究，其结论必然有误导性。

（3）若存在严重的发表偏倚，合成结论的可靠性也值得怀疑。

2.Meta分析的步骤

（1）确定干预措施和对比措施：首先明确要比较的两组，可能是干预措施与空白的对比，或两种干预之间的对比。

（2）选择合并统计量：如果分析的指标是二分类变量，可选择比值比（OR）、相对危险度（RR）或危险差（risk difference，RD）为合并统计量。若指标是数值变量，可选择加权均数差（weighted mean difference，WMD）或标准化均数差（standardized mean difference，SMD）为合并统计量。

（3）异质性检验和选择Meta分析模型：按统计原理，只有同质的资料才能进行多个研究统计量的合并。所以，Meta分析过程需要进行异质性检验（tests for heterogeneity）。

①异质性检验通常采用卡方检验：当检验结果为 $P > 0.05$ 时，可认为多个同类研究有同质性，可选择固定效应模型（fixed effect model）计算并合并统计量；若检验结果为 $P \leqslant 0.05$，则认为多个研究有异质性，需要找到异质性的原因，如研究方法、结果指标、干预人群等的不同，统计上可使用亚组分析（subgroup analysis）。经异质性分析后，若同类研究仍不具有同质性，则要用随机效应模型（random effect model）进行Meta分析。

②合并统计量的检验：需要用假设检验，检验多个同类研究的合并统计量是否有统计学意义，通常采用 u 检验。当检验结果为 $P > 0.05$ 时，合并统计量没有统计学意义；当 $P \leqslant 0.05$ 时，合并统计量有统计学意义。

③亚组分析：将研究分为各种亚组，比较各组的结果指标的差异。亚组可能是不同的干预对象、不同的干预方式、不同的实施环境、不同的研究设计、不同的研究质量。系统综述的方案中的分析部分，要尽量将可能产生差异的分组叙述清晰。Meta回归分析是亚组分析的扩展，在研究数量足够多的情况下可用Meta回归分析，其中解释变量是可能影响干预效果的各类分组，被解释变量是干预的效果。

④敏感性分析（sensitivity analysis）：用于评价Meta分析的结果是否稳定可靠。通常敏感性分析包括改变研究类型纳入标准、研究对象纳入标准，纳入某些

含糊不清的研究,对缺失数据进行合理估计后重新分析,使用不同的统计方法重新分析数据等。经过敏感性分析,若对Meta分析的结果没有本质改变,说明分析结果可靠性大;若出现了不同的结论,则对Meta分析的结果解释必须要谨慎。

⑤分析发表偏倚:通常用漏斗图(funnel plots)来观察某个Meta分析结果是否存在发表偏倚。若漏斗图出现不对称,不对称越明显,偏倚程度就越大。漏斗图的不对称主要和发表偏倚有关,也有可能是由于选择性偏倚、语言偏倚、引用偏倚等。

⑥Meta分析工具:系统综述中的Meta分析,多用Cochrane协作网的Review Manager软件。

⑦Meta分析结果显示:Meta分析的过程和结果通常用森林图(forest plots)展示。

(二)叙述性综合

这种类型的整合方法是将研究的结果用结构总结方法,用表格形式将单个的研究结果尽可能地列示。叙述性综合适用于效果评价的系统综述,可以分析不同类型研究设计的原始研究,包括试验和准试验研究及一般调查研究等。它是一个整合原始研究并对观察的差异进行描述的过程,而不是统计分析。叙述性综合的步骤如下:

1.选择描述结果的指标

叙述性综合首先需要选择统一的结果指标计算方法,描述所有研究的结果。如Cochrane的EPOC组,建议描述所有研究结果时用绝对改变数(absolute change)、相对改变数(relative percentage change)、与基线相比的绝对改变数(absolute change from baseline)、与基线相比的绝对改变数差异(difference in absolute change from baseline)。

2.纠正研究的分析错误

当研究设计是群组随机对照试验研究(cluster randomized controlled tries)、交叉试验研究(cross-over tries)和有间断的时间序列研究(interrupted time series)时,原始研究分析中没有考虑到分析单位、分析方法问题,就需要在系统综述中用正确的方法进行重新分析。例如,对群组随机对照试验研究,若研究作者将个人作为分析单位,会导致可信区间估计过小,所以需要综述作者进行调整和重新分析。又如对有间断的时间序列研究,最小二乘估计法分析是不适用的,因为其假设误差项是独立的;EPOC组就建议用自回归整合移动均数模型(autoregressive integrated moving average models)或多重 t 检验等方法进行分析。当然,这些纠正分析单位的方法在Meta分析中同样是适用的。

3.异质性分析、亚组分析和发表偏倚分析

即使研究存在异质性,导致无法进行 Meta 分析,异质性检验仍然是需要的。在存在异质性的情况下,研究人员通过亚组分析找出异质性的原因,并对这些原因进行描述和解释。文章的发表偏倚可以通过漏斗图进行分析。

二、定性整合方法

(一)主题综合(thematic analysis)

主题综合,即阅读和标记原始研究中的主题或内容要点,然后将其总结、分组和整合的过程。具体来说是,综述者应首先对原文的信息、观点进行标记和分类,然后对标记和分类进行反复讨论,发现其间的异同点和联系,最后将原始研究中多样的信息和观点归为系统的几个主题。

(二)Meta 人类学综合(Meta-ethnography)

Meta 人类学综合即对原始研究中的文字和观点进行重新解释,并生成新的理论框架。诺布利特(Noblit)和哈雷(Hare)将 Meta 人类学综合分为以下步骤:①确定综述最关心的信息;②阅读原文,提取其中有用的信息;③考察原文提供信息之间的关系;④用统一的主题归类所有原文的信息;⑤对主题进行综合;⑥解释综合的结果,形成理论框架。

(三)框架分析法

①根据主题和专业知识构建评价分析的理论框架;②将纳入研究中的关键内容进行分类,然后将两者结合做整理和分析;③根据纳入研究的各种特征进行多维度分析(如对研究地区、研究对象、研究方法做分类和归纳);④对纳入研究主要内容进行分析,并结合背景信息进行结果的解释。

总之,效果评价系统综述通常利用定量整合方法,而描述性和影响因素分析系统综述通常利用定性整合方法。目前,有研究人员开始探索定量整合与定性整合结合的方法,通过定性整合的结论来解释定量整合的结果。

思考题

1.什么是系统综述?什么是文献综述?两者有哪些主要区别?

2.系统综述的基本步骤是怎样的?

3.文献综述的基本步骤是怎样的?

第五章　抽样方法和样本量估算

　　抽样是定量研究的一个重要的基础内容。在很多情况下,开展卫生管理的相关研究是希望对某一现象的总体或某一类人的总体进行描述和论断。如果研究人员对这些总体的每一个个体(元素)都逐一研究是不现实的,通常的做法是从群体或总体中抽取一部分个体深入研究,然后用这部分个体的研究结果作为对整体论断的依据。因此,如何选择能够代表总体或群体的一部分个体,是研究人员进行定量研究的一个重要的问题。经过长期的探索和实践,在现代统计学和概率论的基础上发展起来的抽样理论和方法,使得研究人员的研究更能在纷杂的社会现实中得到有意义的论断。本章将介绍抽样的基本概念、抽样方法以及样本量估算方法。

第一节　抽样概述

一、抽样的概念与特点

　　研究人员在现场调查中应对全体研究对象(总体)进行全面的调查,但可能会因为研究对象的总体太大或者受到研究经费、时效和人力的限制而变得很难,并且大部分情况下没有必要进行全面的调查。抽样就是从研究总体中选取一部分代表性样本的方法,其基本作用是通过有限样本的指标来估计总体的参数情况。实际上,在人们的日常活动和经济活动中,抽样的基本思想和基本逻辑就一直被人们自觉或不自觉地运用着。例如,工厂生产的产品会随机选择最终的产品进行质量检测,以便对本批次产品的总体质量状况进行判断;人们在购买葡萄的时候,会摘下一颗品尝下味道,以便知道这串葡萄的甜度如何。

抽样研究具有以下明显的优点:①可节省人力和物力,抽样研究以较少的资金和人力的投入来获得与全面调查同样可靠的资料。②缩短研究的时间,一方面由于调查的对象较少,资料的获取时间缩短;另一方面,对资料的整理和处理的时间缩短。③对样本的研究深入,全面调查往往获得的是基本资料,对样本的深入研究缺乏;抽样调查可以有精力对研究对象进行深入分析与研究。

因此,抽样研究具有重要意义和作用。为使所抽出的样本能够代表总体,研究人员有两点需要关注:一是适宜恰当的抽样方法,二是合理的样本数量。

二、抽样调查的几个基本概念

(一)总体(population)

总体是指所研究对象的全体,也是具有某种统计特征的一类事物的全部个案。组成总体的每个单位称为"个体"。例如,研究某地区小学生的视力现况,此时该地区全部小学生的视力值是一个总体,每个小学生的视力值就是一个个体。总体还可分为有限总体和无限总体,前者的个体数目无限,后者的个体数目有限。

(二)样本(sample)

样本是从总体所包含的全部个体中抽取的一部分个体的集合。一个总体可以抽取出若干个不同的样本,一个样本就是总体的一个子集。例如,从某地区10万名小学生中的总体中,按照一定方式抽取1000名小学生进行调查,这1000名小学生就构成了该总体的一个样本。当然按照同样的方法,可以抽出若干个1000名小学生组成的不同样本。由于要从样本来推断总体,因此要求所选择的样本能够最大限度地代表总体。

(三)样本含量(sample size)

样本含量是指调查抽取的样本所包含观察单位的数目,又称"样本容量"。例如,上述例子中样本含量即是1000。

(四)抽样(sampling)

抽样是指从总体抽取部分个体的过程,根据抽样原则的不同,有不同的抽样方法。

(五)抽样单位(sampling unit)

抽样单位是指抽样时所使用的基本单位。抽样单位和构成总体的元素有时候相同,有时候不同。例如上述例子中,10万名小学生分布在全市10个区的300所学校中。如果我们从10万名小学生中直接抽取1000名小学生组成样本,那么抽样单位和构成总体的元素都是学生。如果研究人员采用三阶段抽样方法抽取一个1000名小学生的样本,第一阶段抽5个区,第二阶段在每个抽中的区中抽4所学校,第三阶段在每个抽中的学校中抽50名小学生。那么第一个阶段和第二个阶段的抽样单位就是区和学校,与构成总体的元素(学生)就不同了。

(六)抽样框(sampling frame)

抽样框是指抽样过程中所包含的所有抽样单位的名单,又称"抽样范围"。例如上述例子中,从10万名校学生中直接抽出1000名小学生,那这10万名小学生的名单就是抽样框。如果采用三阶段抽样,第一阶段抽取5个区,全市的10个区名单就是第一阶段的抽样框;第二阶段在每个抽中的区中抽4所学校,每个抽中的区内的所有学校名单就是第二阶段的抽样框。

(七)抽样误差(sampling error)

抽样误差是指抽样过程中由大量无法控制的偶然因素的作用所引起的样本统计量与总体参数间的差异。在抽样调查中,不论用何种抽样方法,从总体中抽取样本进行研究,都存在不同程度的误差,不会与总体结果完全一致。抽样误差是不可避免的,但抽样误差的大小是可以控制的。抽样误差是衡量样本代表性好坏的标准,抽样误差越小,说明样本的代表性越好;反之,则样本的代表性越差。

(八)参数值(parameter)

参数值是关于总体中某一变量的描述指标,又称"总体值"。例如,某市全体小学生的平均身高、全体小学生的近视率等。研究人员只有对总体中的每个个体都进行调查或测量才能得到总体值。

(九)统计值(statistic)

统计值是关于样本中某一变量的描述指标,又称"样本值"。例如,某市抽中的1000名小学生的平均身高和近视率。统计值是从样本的所有个体中调查或测量获得的。抽样的目的就是用这些样本值去估计和推断总体值。抽样设计的目标就是尽可能使所抽出的样本的统计量接近总体的参数值。

三、抽样的基本过程

从总体中选取样本时,必须尽量减少抽样误差,保证样本的代表性。抽样的基本过程要经历以下几个步骤:

(一)界定总体

在抽样开始前,研究人员需要根据研究目的和研究问题明确全体研究对象的范围,包括时间、内容、地点和人物等。抽样的目的是为了用样本的统计值估计和推断总体值,要抽取有代表性的样本必须事先明确总体的范围。研究人员如果不清楚地界定总体的范围与界限,那么即使采取严格的抽样方法,也可能抽出对总体严重缺乏代表性的样本。

例如,研究人员需要调查济南市高血压患者的卫生服务利用情况,可将总体的范围界定为2022年(时间)济南市(地点)所有确诊为高血压的患者(人物)的门诊就诊和住院就诊状况(内容)。

(二)制定抽样框

根据界定的总体范围,收集总体中全部抽样单位的名单,列出名册或排序编码,以确定总体的抽样范围和结构。抽样框的形式受到总体类型的影响。简单的总体可以直接根据其组成名单形成抽样框;对复杂的总体,常根据调查研究的需要,制定不同的抽样框。特别是抽样是多阶段的,在不同层次上进行抽样时,要分别建立几个不同的抽样框。

例如,该市共有10万名小学生,为调查某市小学生的生长发育情况,分布在全市10个区的300所学校中。研究人员从中直接抽取1000名小学生的样本进行调查,需要首先获取10万名小学生的名单作为抽样框。在实际调查中,由于经费、时间和人力等因素的限制,很少采用这样直接抽取的方法。研究人员可以采用分阶段抽样,第一阶段抽5个区,第二阶段在每个抽中的区中抽4所学校,第三阶段在每个抽中的学校中抽50名小学生。第一个阶段只需要准备全市10个区的名单作为抽样框;第二个阶段准备每个区内的学校名单作为抽样框;第三个阶段准备每个学校内的学生名单作为抽样框。

(三)确定抽样方法

不同的抽样方法具有自身的特点和适用范围,具体会在后续章节进行介绍。研究人员需要根据不同研究目的、不同范围、不同对象和不同的客观条件综合地权衡,选择最适合的抽样方法。

（四）样本量估算

不同的抽样方法有不同的样本量估算方法,在决定样本规模的时候,研究人员要综合考虑抽样误差和研究成本两个因素。样本含量过大或过小都有弊端。过小所得指标值不稳定,抽样误差大、检验的效果低、难以获得正确的研究结构,结论缺乏充分的依据;过大则会增加实际研究的难度,增加研究成本。

（五）实际抽取样本

在上述步骤的基础上,研究人员应严格按照所选定的抽样方法,从确定的抽样框中抽取一个个抽样单位,构成样本。

（六）评估样本质量

任何抽样方法都可能存在抽样误差。因此在选中样本后,研究人员需要对样本的质量、代表性、偏差等进行初步检验和衡量,目的是防止由于样本的偏差过大而导致的失误。样本的评估可以将总体和样本中都比较容易找到的资料和特质（如年龄、性别、居住地、受教育程度等）进行对比;如果两者相关指标的分布基本一致,则该样本的代表性较强。一般来讲,研究人员至少应选择2个指标进行对比。

四、抽样的类型

根据抽取对象的具体方式,抽样可以分为不同的类型。从大的方面来讲,抽样可以分为概率抽样和非概率抽样。概率抽样（probability sampling）又称"随机抽样",是按照概率论和数理统计的原理从调查研究的总体中,根据随机原则进行抽样,排除人的主观因素,组成总体的每个单位都有被抽中的概率（非零概率）。非概率抽样（non-probability sampling）又称"非随机抽样",主要是依据研究人员的主观意愿、判断或是否方便等进行的抽样（非随机的）,使得组成总体的很大部分单位没有被抽中的机会（零概率）,因此研究人员的调查很容易出现倾向性偏差。

概率抽样和非概率抽样在卫生管理的应用上均比较广泛,两者各自的优缺点如表5-1所示。

表 5-1　概率抽样和非概率抽样的区别

	概率抽样	非概率抽样
抽样原则	根据随机原则进行抽样	非随机抽出样本,凭主观判断或根据变量特性选择样本
误差的估计	能计算和判断抽样误差	不能计算和判断抽样误差
优点	科学规范,样本代表性较强,可以从调查结果推断总体	省钱、省事、灵活方便,多应用于探索性研究中
缺点	费时、费钱、不够灵活方便,操作比较复杂	不够科学规范,有选择偏差,不能保证样本的代表性,不能推断总体

在概率抽样与非概率抽样的两大类中,还可细分出若干不同的形式,具体如图 5-1 所示。

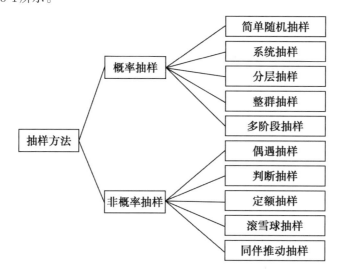

图 5-1　抽样的主要类型

第二节　概率抽样

在卫生管理相关的许多研究中,研究人员经常想探究某一总体的某些特征情况,因此概率抽样的应用非常广泛。

一、简单随机抽样

简单随机抽样(simple random sampling)也称为"单纯随机抽样",是指从总体 N 个单位中任意抽取 n 个单位作为样本,使每个可能的样本被抽中的概率相等的一种抽样方式。简单随机抽样是最简单、最基本的抽样方法,是一种广为使用的概率抽样方法,适用于总体个数比较少的时候。

(一)抽样方法

其具体的做法是将调查总体的全部观察单位编号,按照抽签法或者随机数法随机抽取部分观察单位组成样本。

抽签法是将总体中的每一个单位都编号后写在一张张号签上,将号签放到一个容器中;搅拌均匀后,每次从中抽取一个号签,连续抽取 n 次,直到抽够预定的样本容量。

随机数法是将总体中的每个单位都编号,利用随机数字表、随机数骰子、计算机产生的随机数产生随机数字,根据产生的随机数字抽取对应编号单位,组成样本。目前网络上有很多随机数字的应用可以方便地生成随机数字。

(二)特点

简单随机抽样的每个样本单位被抽中的概率相等,样本的每个单位完全独立,彼此间无一定的关联性和排斥性。其优点是操作简单,并且满足概率抽样的一切必要的要求,是最简单的抽样技术;均数(或率)及标准误差的计算简便,有标准的统计公式。缺点是当总体较大时,难以对总体中的个体一一编号。总体中的个体在空间上或组织的分布较分散时,如果需要实地调查,则抽样后的调查和监测难度较大,需要的人力和物力成本较大。例如,调查某市小学生的生长发育情况,如果采取简单随机抽样抽取 1000 名学生,有可能分布在该市的各个学校,在组织调查时的成本较大。因此,尽管简单随机抽样是最基本的方法,但在实际研究中并不常见。

二、系统抽样

系统抽样(systematic sampling)又称"等距抽样""机械抽样",是将总体中各单位按一定顺序排列,根据样本容量要求确定抽选间隔;然后随机确定起点,每隔一定的间隔抽取一个单位的抽样方式。其中,常采用的是等距离抽样,也就是抽样的间隔是相同的。它和简单随机抽样一样,需要有完整的抽样框,样本的抽取也是直接从总体中抽取个体。

（一）抽样方法

（1）制定抽样框，给总体中的每个个体按照1～N编号。

（2）计算抽样间距，抽样间隔 $k=N/n$（N 为总体单位数，n 为样本含量）。

（3）确定抽样起点。在第一个抽样间隔中，随机抽取一个单位 i 作为样本的第一个单位。可以采用随机数字表或者其他随机数字产出的方式确定 i。

（4）抽取全部样本。依照抽样间隔 k，依次选取第 $i+k$、$i+2k$，……，$i+(n-1)k$，直至抽够 n 个单位为止。

例如，要从1000户居民中随机抽取200户作样本，调查家庭成员的健康状况，抽样距离为1000/200＝5，即每间隔5户抽取1户。按照户主的姓氏笔画或拼音为序将1000户进行排列，从1～5中采用随机方法（随机数字表）抽取一个号码作为第一个样本；假定选择的是3号，则序列中的3、8、13……998号依次抽取选为调查样本。

（二）特点

系统抽样的优点是易于实施，工作量小，样本在总体中分布更加均匀，抽样误差小于简单抽样。当对总体结构有一定的了解时，可以充分利用已有信息对总体单位进行排队后再抽样，从而提高抽样效率。

系统抽样的缺点是容易出现周期性偏差。当总体的观察单位恰好是按照某种与抽样间隔一致的周期性趋势排列时，抽取的样本就容易出现周期性偏差，降低样本的代表性。例如，研究人员调查医院的门诊就诊流程状况，就需要观察门诊患者的就诊间隔，采用系统抽样选择每周一上午的门诊就诊患者作为对象。但一般来讲，周一上午医院的就诊人次数高于其他时间点，所以仅调查周一上午的医院门诊患者代表性有限。因此，如果需要进行系统抽样，首先需要严格分析名单的基本特征，选择不会导致样本偏差的排列顺序，以排除样本的周期性问题。

三、分层抽样

分层抽样（stratified sampling）又称"类型抽样"，先将总体全部观察单位按某种特征分为同质的、互不交叉的层（或类型），再从每层（或类型）中采用简单或系统抽样的方法独立抽取一定数量的观察单位，将各层次取出的观察单位合在一起组成样本。分层抽样实际上是科学分组和抽样原理的结合，特别适用于总体是由差异明显的几部分组成时。

（一）抽样方法

1. 分层的标准

同一个总体可以根据不同的标准进行分层，在实际抽样中，需要根据研究目的制定不同的分层标准。一般来讲，其通常采用的原则如下：

（1）以调查所要分析和研究的主要变量或与其高度相关的变量作为分层的标准。例如，调查不同社会经济地位人群的卫生服务利用状况，可以按照居民的收入、文化程度和职业作为分层标准。

（2）以增加层内的同质性和层间的异质性、突出总体内在结构的变量为分层变量。例如，调查医院的运营情况，可以按照医院的级别将医院分为一级、二级和三级医院分别抽样。

（3）以那些有明显分层区分的变量作为分层变量。例如，在人群调查时，人群的年龄、性别经常被用作分层的标准；地域按照城乡分层；学生按照年级、学校类型分层。

2. 分层的比例

分层抽样在确定各层样本数的时候，可以采取等比抽样也可以选择不等比例抽样的方法。等比抽样是指按照总体中各种类型或层次的比例来抽取子样本的方法，即在单位数量多的类型或层次多抽，在数量少的层则少抽，每组的抽样比例相同。当其中某一层的单位数量很少时，则按统一比例取样所得的个体数量很少，会影响统计分析的准确性，这时研究人员可以采取不等比例抽样的方法，使得单位数量较少的类型和层次也能获得相对较多的样本。

以调查某家医院的医生的职业倦怠情况为例。该医院共有医生900名，按照性别分层有男医生600名，女医生300名，男女医生的比例是2∶1。因此，如果想抽取90名医生进行分析，按照等比例抽样的原则，男医生需要抽60名，女医生抽30名，组成90名的样本。这样，样本中男女医生的性别比与总体中男女医生的性别比相同。若想要分析不同职称的医生的倦怠情况，则要按照医生的职称分层。其中高级职称医生300名，中级职称医生500名，低级职称医生100名，如果仍旧按照等比例抽样的原则，只能抽取10名低级职称的医生，不足以分析低级职称医生的职业倦怠情况。这时就可以采取不等比例抽样的方法，如分别从高、中、低职称医生中各抽取30名组成样本。

需要注意的是，研究人员采取不等比例分层抽样的方法，主要是为了对不同层次的子总体进行专门研究或进行相互比较。研究人员如果要用样本资料推断总体时，需要对各层的数据资料进行加权修正，使样本的数据资料恢复到总体中各层实际的比例结构。

（二）特点

分层抽样的优点是可以提高总体指标估计值的精确度,使样本的代表性增强。在样本量固定的情况下,抽样的精确度高于单纯随机抽样和系统抽样。对各层进行分别抽样,可以对不同层进行独立分析。分层抽样的缺点是需要高质量的、能用于分层的辅助信息,抽样误差的估计也比较复杂。

四、整群抽样

整群抽样(cluster sampling)又称"聚类抽样",是将总体中各单位归并成若干个互不交叉、互不重复的集合,即为群,然后以群为抽样单位抽取样本的一种抽样方式。前面介绍的三种抽样方法都是以总体中的个体为单位进行抽样。在实际工作中,当总体特别大、调查对象分布非常离散时,整群抽样就非常适用,能够节省人力、物力和时间资源。尤其是当某个总体是由若干个有着自然界限和区分的子群(或类别、层次)所组成,不同子群之间差别不大、而每个子群内部的异质性比较大时,则特别适合于采用整群抽样的方法。

（一）抽样方法

(1)确定分群的标准。分群的标准可以利用自然类聚的群体,如班级、村委会、居委会、县区等。该标准能够把总体中的个体分成各个群体,各群间的特征差别不大,每个群内的异质性较大。

(2)将总体按确定的标准分为 i 个互不重叠的群。每群的单位数可以相等,也可以不等,但一般相差不要太大。

(3)根据各样本量,确定应该抽取的群数。

(4)采用单纯随机抽样、系统抽样和分层抽样的方法,从 i 群中抽取确定数量的个体或单元,并对抽中群的所有单位都进行调查。

以调查某市家庭的卫生服务支出情况为例。某市共有10万户家庭分布在200个居委会中,平均每个居委会中有500户家庭,需要抽取1000户家庭进行调查。若采用整群抽样的方法,则以居委会为分组标准,可分为200个群,需要抽取2个居委会。因此,研究人员可以从200个居委会中随机抽取2个居委会,然后抽中的2个居委会中的所有家庭作为调查的样本。

（二）特点

整群抽样的特点是简便易行、便于组织、节省费用和容易控制调查质量。例如上述例子,如果在全市10万户家庭中采取单纯随机抽样或者系统抽样的方法抽取1000户家庭,就需要预先知道10万户家庭的名单;采用整群抽样,只需要200个居委会的名单组成抽样框,更加简便易行。

整群抽样的缺点是样本分布比较集中,与同样样本规模的单纯随机抽样、系统抽样和分层抽样比,代表性相对较差。在样本例数一定时,其抽样误差大于单纯随机抽样。例如,上述方法抽取的1000户家庭分布在2个居委会,受到居委会的地理、居住人群的社会经济状况等社区条件和环境的限制,往往难以体现出整个城市家庭户的特征,因此代表性要略差一些。

整群抽样和分层抽样都需要对总体进行划分,但划分的目的不同。分层抽样的划分群是为了增强群内的同质性而扩大各群之间的异质性。整群抽样恰好相反,它划分群是为了扩大群内的差异而增加群和群之间的同质性。

五、多阶段抽样

多阶段抽样(multistage sampling)也称"多级抽样",是指在抽取样本时,分两个及两个以上的阶段从总体中抽取样本的一种抽样调查方法。各阶段可以采用不同的抽样方法,也可采用同一种抽样方法,要视具体情况和要求而定,也就是对多种概率抽样方法的综合使用。多阶段抽样适用于总体规模很大且调查对象又十分分散,或者没有一个包括所有总体单位的抽样框,无法直接从总体单位中抽取调查样本等情况。

(一)抽样方法

进行多阶段抽样时应先将总体分为多个不同的层级集合,然后从中选用一种随机方法抽取若干大群,再在选中的大群中选用一种随机方法抽取若干小群,以此类推,直至抽够满足要求的调查样本。以调查某县级市农村居民高血压相关知识的知晓情况为例:

第一阶段:首先将该县级市的乡镇按照经济发展水平(人均国民生产总值)分为好、中、差3个等级,从每个等级中分别随机抽取1个乡镇。

第二阶段:采用随机抽样的方法,从每个乡镇中抽取3个村庄。

第三个阶段:在每个村庄内,按照户主花名册采用系统抽样的方法抽取50个家庭,以抽中的家庭中每个符合调查年龄范围的村民作为最终的调查样本。

国家卫生服务总调查的调查地区和调查个体的抽样过程就是一个非常典型的多阶段抽样。国家卫生服务总调查抽查的原则是既要兼顾调查设计的科学性,即样本地区和样本个体对全国和不同类型地区有足够的代表性,又不至于过多增加样本量而加大调查的工作量,即经济有效的原则。抽样的方法是多阶段分层整群随机抽样法:第一阶段分层是以县、市或市区为样本地区;第二阶段分层是以乡镇、街道为样本地区;第三阶段分层以村为样本地区;最后,住户成为样本个体。

(二)特点

多阶段抽样的优点是便于组织,抽样方式灵活,对基本单一的抽选不是一步到位,是分层抽样与整群抽样的有机结合,不需要二阶或更低阶单元的抽样框,可以节省研究资源;缺点是每个抽样阶段都会产生误差,使样本对总体的估计比较复杂。

因此,研究人员在使用多阶段抽样时,应该适当增加前面阶段的样本数,并且在划分各个子群的时候尽量增大群内的差异而减少群间的差异。

第三节　非概率抽样

概率抽样能够利用样本来推断总体的情况。有些情况下,研究人员难以获得总体的明确范围,以及一个包含所有潜在样本的完整的抽样框,所以就不能采用概率抽样的方法。有些情况下,若仅仅是作为探索性研究或者前测研究,不了解总体的情况,则也不必要采用概率抽样的方式。这时研究人员可采用非概率抽样的方法来选取样本。

一、偶遇抽样

偶遇抽样(accidental sampling)又称"便利抽样"(convenience sampling)或"自然抽样",是调查者根据实际情况使用对自己最为便利的方式选取样本的方法。研究人员可以抽取偶然遇到的人或者选择那些最容易找到的人作为调查对象。偶遇抽样是随意的、完全按调查者的意愿选取的,常见的方式是街头调查,如电视台进行的街头采访。

偶遇抽样适用于同质总体,在开展某些探索性研究过程中使用,或者作为调查前的准备。偶遇抽样的优点是方便快捷;缺点是代表性差,有很大的偶然性,结果不够可靠,不能用来推断总体。

二、判断抽样

判断抽样(judgmental sampling)又称"立意抽样"或"目的抽样",是研究人员依据研究目标和对情况的主观判断选取和确定调查对象的方法。判断抽样的基础是研究人员或者研究人员能够找到的专家对总体的构成要素和研究目标具有充分认识。样本的代表性如何取决于研究人员对所调查的问题的熟悉程度和既往的研究经验。其适用于总体的构成单位差异较大而样本数又很小，同时调查设计者对总体的有关特征相当了解的情况。

判断抽样的优点是挑选样本简便、及时和操作成本低，较好地满足了特殊的调查需要；缺点是受调查人员的倾向性影响，一旦出现主观判断偏差，则易引起抽样偏差，不能直接对调查总体进行推断。由于主观判断存在抽样误差，因此研究结果的准确性难以保证。在某些研究场景下，判断抽样又非常适用。例如在问卷的设计阶段，判断抽样有助于研究人员选择多元化的研究对象来检验问卷的题目。在一些研究中，通过对典型样本的调查可以加深对某种现象或结果的认知和理解。例如，调查医生参与互联网医院的积极性的影响因素时，研究人员应对那些不积极参与互联网医院和积极参与互联网医院的医生进行调查，以保证从不同的角度理解该问题。

三、定额抽样

定额抽样（quota sampling）又称"配额抽样"，是指调查人员将调查总体样本按一定标志分类或分层，确定各类（层）单位的样本数额，在配额内任意抽选样本的抽样方式。其抽样时并不遵循随机原则。进行定额抽样时，研究人员要尽可能地依据那些有可能影响研究变量的因素对总体分层，并找出具有各种不同特征成员在总体中所占的比例；然后，依据这种划分和各类成员的比例采取偶遇抽样或判断抽样等非概论抽样方式选择对象，使样本中的成员在上述因素、特征方面的构成及在样本中的比例都尽量接近总体。

以对某高中4000名学生的学习习惯进行调查为例。以学生的性别、专业、年级作为特征进行定额抽样。该高中男生占60%，女生占40%；文科学生和理科学生各占50%；一年级学生占40%，二年级、三年级、四年级学生分别占30%、20%和10%。现要用定额抽样方法依上述三个变量抽取一个规模为200人的样本，依据总体的构成和样本规模，研究人员可得到表5-2。

表5-2 某高中学生学习习惯调查配额抽样的样本数分配

项目	男生（120人）		女生（80人）	
	文科（60人）	理科（60人）	文科（40人）	理科（40人）
年级	一、二、三、四	一、二、三、四	一、二、三、四	一、二、三、四
人数	24、18、12、6	24、18、12、6	16、12、8、4	16、12、8、4

配额抽样与分层随机抽样相似,也是按调查对象的某种属性或特征将总体中所有个体分成若干类或层。但不同的是,分层抽样中各层的子样本是随机抽取的,完全排除主观因素,客观地、等概率地在各层中进行抽样。而配额抽样中各层的子样本是非随机抽取的,在每个组中个体的选择由研究人员来决定,注重的是样本和总体在结构比例上表面的一致性。

配额抽样的优点是节省成本、易于实施、能满足总体比例的要求,缺点是定额的比例必须精确。但因为关于总体性质变化的信息不容易被得到,所以其容易掩盖不可忽略的偏差。

应用配额抽样时,研究人员需要意识到配额抽样在代表性上的不足,获得的数据结果可能存在偏差。如果条件允许,可以将配额抽样与概率抽样相结合,以优化抽样设计。例如在多阶段抽样中,可以在前面的阶段采用概率抽样的方法,仅在末端抽样上采取配额抽样。基于过往文献研究或经验,尽可能地在可能影响研究结论的关键变量上进行配额控制。不过,配额控制的变量越多,调查成本和执行难度也会越高,研究人员需要进行合理的权衡。因此,研究人员在使用样本数据推断总体特征时,必须小心地分析数据和推导结论。

四、滚雪球抽样

滚雪球抽样(snowball sampling)是一种在稀疏总体中寻找受访者的抽样方法,以少量样本为基础,先随机选择一定数量的被访者作为种子,并对其实施访问,再根据他们提供的线索选择此后的调查对象,逐渐扩大样本的规模,如同滚雪球一样找到越来越多具有相同性质的群体成员,直至找出足够的样本。此法适用于对调查总体不甚清楚的情况,常用于探索性的实地研究,特别适用于对小群体关系的研究。稀疏总体是指单位数极小并且分布很不集中的总体,如参加过某次会议的人员、从事某一专业的人员、某个少数民族的人员等。

滚雪球抽样的优点是可以根据某些样本特征对样本进行控制,适用寻找一些在总体中十分稀少的人物,增加接触调查群体的可能性,经费相对较低,可行性较强;缺点是调查的名单源于初始的调查对象,个体可能受主观因素影响,存在隐瞒部分个体的情况,样本不能很好地代表总体,也可能由于总体不大,调查容易接近饱和。滚雪球抽样是在特定总体的成员难以找到时最适合的一种抽样方法,如对获得无家可归者、流动劳工及同性恋者等样本就十分适用。

第四节　样本量估算

样本量又称"样本容量",是指样本所含个体的多少。确定样本量是每个研究所必须解决的问题。样本量的大小影响到样本的代表性,也影响到调查的时间、人力和经费的投入情况。因此,在开展研究时,研究人员要根据抽样的方法、研究的精确度要求、总体的性质、客观条件的制约等多方面考虑样本量的大小。

一、样本量估算的意义

一项研究中有无预先的样本量估计是评价研究设计质量的重要依据。抽样的目的就是要用样本来推断总体。理论上,以验证某一干预措施与对照之间的差异为例,样本量越大,试验结果越接近于真实,则结果越可靠。但样本量不是越大越好,追求过大的样本量会带来一些问题,包括增加研究难度(需要处理大量的数据资料),造成人力、物力、时间和经济上的浪费,增加了样本对象(容易产生伦理学的问题),一些意义不大的微弱差异最终也可能会出现统计学上的差异。但如果样本量过小,无论结果是否存在差异,均不能排除因机遇(随机误差)造成的假阳性或假阴性错误。因此,在确定抽样方法和样本量的时候,既要考虑调查的目的、性质、精确度等因素,也要考虑实际操作的可实施性、非抽样误差的控制、经费时间等因素。研究人员应根据具体情况及调查性质进行综合权衡,达到一个最优的样本量的选择。样本容量确定得科学合理,一方面可以在既定的调查费用下,使抽样误差尽可能小,以保证推算的精确度和可靠性;另一方面,可以在既定的精确度和可靠性下,使调查费用尽可能少,保证抽样推断的最大效果。

二、样本量的影响因素

影响样本量的因素是多方面的,包括研究方案类型、主要变量的性质、总体参数大小(总体均数、总体率、组间差异性)、α 值、β 值、有意义的差值等。

（一）研究方案的类型

根据研究设计不同可以分为观察性研究、实验性研究、配对设计等不同的设计类型,根据研究的统计比较分为估计总体、样本与总体比较、两样本的比较、多样本的比较等。不同的研究设计和统计比较对应有不同的样本量的估算公式。

（二）主要变量的性质

同一个研究中要考虑主要研究结果变量的性质。结果变量可以分为分类变量和数值型变量，不同性质的结果变量对应的样本量公式是不同的。一般来讲，数值型变量包含的信息量大于分类变量，在同样的检验效能的要求下，数值型结果变量需要的样本量比分类变量需要的样本量要少。在卫生管理的研究中，研究人员经常会碰到结果变量是多个的情况，需要以其中最重要的结果变量作为样本量估算的依据，或者对多个结果变量进行样本量估算，取其中最大的作为研究的样本量。

（三）总体参数的大小

总体的特征对样本量的大小有很大的影响。在样本值推断总体值的情况下，不考虑多样本之间的比较，样本量就受到总体率（定性指标）和总体均数/标准差（定量指标）的影响。如果分析两个或者两个样本的差异，样本量就受到总体中各组的均数/标准差（定量指标）和各组率（定性指标）的影响。总体参数对于样本量的估算是非常重要的因素，研究人员需提前了解总体参数的大小。总体参数的获取可以通过查询现有资料、预试验等方式获取。

（四）推断置信度和检验效能

抽样的目的是用样本去推断总体，因此研究中不同要求的把握度和精确度将会影响到样本量的大小。估计总体参数落在某一区间内，可能犯错误的概率为检验水平，用 α 表示；$1-\alpha$ 为置信度或置信水平，表明了区间估计的可靠性，即 α 值越小，样本量要求越大。一般的研究中 α 取值为 0.05。β 是不拒绝实际上不成立的研究假设的概率，即"存伪"错误；$1-\beta$ 称为"检验效能"或"把握度"，即组间确有差别，则在 100 次试验中能发现此差别的平均概率。一般的研究中 β 的取值一般是 0.2、0.1、0.05。

（五）有意义的差值

一般的研究中，只要差异大于 0 就认为有意义。但在医学研究中，有些时候需要考虑临床意义上的差异，仅仅出现差异并不具有价值。以评价一种高血压的防控策略是否好于常规的高血压防控策略为例，在新的防控策略下高血压患者的平均舒张压下降幅度超过 5 mmHg 才可认为新的防控策略的推行有意义。因此，需要达到的差异越大，对样本量的要求越大。

三、样本量估算的方法

样本量的估算是非常复杂的,不同的研究设计、抽样方法、结局变量的性质、统计分析方法等对应不同的样本量计算方法。以下列出基本的样本量估算的方法,主要包括数值型变量和分类变量的样本量估算方法。

（一）数值型变量的样本量估算方法

结局变量是数值型变量的研究。根据研究设计不同,可以分为对总体均数的估计、样本均数与总体均数比较、两组均数比较等不同类型。

公式(5-1)为对总体均数的估计,其中 n 代表每组样本量,Z_a 需要查表,δ 代表容许误差,即样本均数与总体均数之间允许的差值,σ 代表总体标准差,一般用样本标准差代表。

$$n = \left(\frac{Z_a \times \sigma}{\delta} \right)^2 \tag{5-1}$$

公式(5-2)为样本均数与总体均数比较,其中 n 代表样本量,Z_a、Z_β 需要查表,δ 代表样本均数与总体均数之间的差值,σ 代表总体标准差,一般用样本标准差代表。

$$n = \frac{\left(Z_\alpha + Z_\beta \right)^2 \sigma^2}{\delta^2} \tag{5-2}$$

公式(5-3)为两样本均数比较,其中 Z_α、Z_β 需要查表,σ 代表标准差,是两组标准差的合并标准差。如果两组的标准差差不多,可直接用其中一组标准差代表。δ 代表差值,即两组平均值的差值。K 是两组样本含量的分配比例,$K=1$ 代表两组样本含量一样。n 代表其干预组1(治疗组)的样本量,干预组2(对照组)样本量为 kn。

$$n = \frac{\left(Z_\alpha + Z_\beta \right)^2 (1 + 1/k) \sigma^2}{\delta^2} \tag{5-3}$$

（二）二分类变量的样本量计算

结局变量是二分类变量。根据研究设计的不同,可以分为总体率估计、样本率与总体率比较、两样本率比较等不同类型。

公式(5-4)为总体率的估计,其中 n 代表每组样本量,Z_a 需要查表,δ 代表容许误差,P 代表总体率的预期值。

$$n = \frac{Z_a^2 P(1-P)}{\delta^2} \tag{5-4}$$

公式(5-5)为样本率与总体率的比较,其中 n 代表每组样本量,Z_α、Z_β 需要查表,P 代表总体率,δ 是样本率与总体率的差。

$$n = \frac{\left(Z_\alpha + Z_\beta\right)^2 P\left(1 - P\right)}{\delta^2} \tag{5-5}$$

两样本率比较的样本量估算公式有多个,在此不再详细介绍。

(三)样本量估算工具

样本量的估算可以采用公式法,即用上述介绍的公式进行计算。在实际研究中,研究人员可以利用统计软件或者网络上提供的样本量估算工具进行快速的计算。

常用的统计软件有:Statistical Analysis System(SAS)、Power and Sample Size application(PSS)、Power Analysis and Sample Size(PASS)、nQuery Advisor+nTerim 等。

常用的网上工具地址如下:

(1)http://powerandsamplesize.com

(2)http://www.stattools.net/SSizSurvival_Pgm.php

(3)http://www.cct.cuhk.edu.hk/stat/Surival_Analysis.htm

思考题

1. 概论抽样和非概论抽样有什么区别?

2. 分层抽样与整群抽样的具体操作方法是什么?二者之间有何异同?什么情况下应选用分层抽样?什么情况下应选用整群抽样?

3. 分析国家卫生服务总调查的调查地区和调查个体的抽样过程,每个阶段应如何进行抽样?为什么?

4. 样本量估算主要受到哪些影响因素的影响?

第六章 调查问卷的设计与现场调查技巧

调查研究是卫生管理学研究中最常见的研究方式。问卷是调查研究中用来收集资料的工具。为保证调查研究的质量,就需要适宜的调查资料收集方法、设计合理的调查工具(调查表)、成功的现场调查、无差错的问卷记录和准确无误的数据分析。本章节主要介绍调查资料的不同收集方法、调查工具的设计、现场调查的实施。

第一节 概　述

调查研究指的是一种采用自填式问卷或结构式访问的方法,系统地、直接地从一个取自总体的样本那里收集资料,并通过对资料的统计分析来认识社会现象及其规律的社会研究方式。调查研究的主要特征有三个:①从总体中抽取一定规模的样本;②资料收集需要采用特定的调查工具;③研究获得大量量化资料,需要经过统计分析,才能得出研究结论。

一、调查研究的特点

调查研究既可以用来描述总体的概况、特征,还可以进行总体中各个分类之间的比较,也可以用来解释不同变量相互之间的关系。调查研究具有严谨规范的调查设计、调查程序、质量控制方法和数据统计分析方法,所得研究结论具有较高的信度。通过有代表性的样本能有效推断总体的特征,使用简便快捷,是卫生管理领域非常重要的研究方式。调查研究也具有一定的缺陷,在探讨和分析因果关系上,一次横断面的调查研究不能得出结论,并且调查研究采用的问卷调查或结构式访问,限制了被调查者的回答,容易遗漏部分信息,难以深入探究事物背后的规律和特征。

调查研究的资料收集依靠事先设计好的调查工具。这种调查方法的特点就是把研究目标转化为特定的问题,将问题和答案范围标准化,获取的资料比较整齐划一,易于整理和进行定量分析,适用于规模较大的社会调查研究。

问卷调查法以调查问卷作为调查工具,由调查员根据事先设计好的调查问卷进行访问。在卫生管理研究中,有的时候需要对卫生机构进行调查,同样需要设计相应的调查表作为调查工具。

二、问卷调查法的分类

(一)根据填写方式分类

根据填写方式不同,问卷调查法可以分为自填式问卷调查和代填式问卷调查。

自填式问卷调查是将调查问卷交给被调查者,由被调查者自行填写问卷的方式。自填式问卷调查的优点:①节省时间、经费和人力,不受时间和地理限制,具有很高的效率;②可以避免由于调查员在场带来的影响,一些隐私性问题更适合自填式问卷。同时自填式问卷调查也具有一些缺点:①对被调查者的文化程度有一定的要求;②问卷的回收率要低于代填式问卷,被调查者容易因为各种原因无法完成问卷的填答工作;③问卷填写的质量难以保障,由于没有调查人员在场,且问卷大多是选择性问题,可能出现被调查对象不理解问题或者不重视调查而出现错答、乱答、缺答的情况。

代填式问卷是由受过统一培训的调查员,按照调查问卷的内容逐一向被调查者提问,将答案填写到调查问卷上的方式。代填式问卷调查的优点:①对被调查者的文化程度要求不高,由调查员对问题进行标准解释后可以获得真实答案;②调查资料的质量较高,由于调查员在场,可以减少调查对象对问题的误解,可以更大程度上获得调查对象的合作,提高了调查结果的真实性和完整性。代填式问卷调查的缺点:①需要由调查员对调查对象逐一进行访问,所需经费、时间较长;②调查员与被调查者之间的互动有时候会影响到调查结果,被调查者在回答敏感性问题时候容易隐藏真实想法,甚至拒访;③对调查员的要求比较高,需要招募调查员并进行培训,调查员的态度和水平会影响到调查结果的质量。

在实际研究中,需要根据调查对象的文化程度,调查内容的复杂深入程度、调查现场的特点,确定是自填式问卷调查还是代填式问卷调查。以调查农村的中老年人卫生服务需求和利用状况为例,因为中老年人的整体文化程度较低,适合采用调查员进行访问代填问卷的方式;以调查公立医院医生职业防护现状为例,由于医生的认知水平较高,可以采取被访问者自填式问卷调查的方法。

(二)根据调查问卷的发放方式分类

根据调查问卷的发放方式不同,问卷调查法可以分为面对面调查、电话调查、邮寄调查、网络调查。

面对面调查是调查员将调查问卷直接带至被调查对象处并实施调查。面对面调查一般是代填式调查,具有代填式调查的优缺点。

电话调查也是采用代填式问卷,由调查员通过电话,按照调查问卷对被调查对象逐一提问,完成调查。电话调查的优点是不受地理空间的影响,可以节省经费;缺点是无法直接看到被调查者的神情、姿态,调查员与被调查对象之间的互动效果不如面对面,而且电话调查的时间不能太长。

邮寄调查属于自填式问卷,是调查员将印制好的问卷通过邮寄的方式寄给被调查者,待被调查者填答后再将问卷寄回调查机构或调查者。这种方法在我国应用较少。

网络调查也称"在线调查",是利用互联网向特定对象发送调查问卷,同时也通过互联网将被调查者填答好的问卷收回的调查方法。网络调查从本质上更贴近邮寄调查,因为都没有调查员参与,都是由被调查者自填完成,只不过从过去邮寄纸质问卷的方式变成了在线发送电子问卷的方式。常见的网络调查有两种方式。第一种方式是将调查问卷直接链接在网站的网页上或者通过社交网络分发,任何看到该链接的人均可以根据自己的意愿选择参加调查。这种调查非常便利,但实际上是无特定调查样本和调查对象的调查方式,调查的回收率和质量都不能保证,结果易出现偏差,因此一般用于非学术性调查目的。第二种方式是事先确定调查总体,抽取好调查对象的样本,然后将调查问卷的链接发送给特定调查对象的方法。例如,调查某公立医院医生对医院绩效考核方法的态度和意见,可以通过网络问卷的方式将调查链接通过社交软件或电子邮箱发送给全院医生。这种方法在学术研究中运用较多,也需要建立在严格的随机抽样基础上的样本和调查对象,因此在问卷回收率得到保证的基础上,其得到的调查质量和效果基本能够得到保障。

网络调查的最大优点是方便快捷、节省费用,也节省了数据录入的时间和费用,减少了录入误差。当然,网络调查对网络调查对象的要求较高,包括调查对象能够熟练使用电脑或智能手机,具有一定的文化程度和身体条件,能够阅读和理解问题。目前有很多机构从事网络调查平台建设、网络调查软件的开发和应用业务,研究人员可以选择适宜的软件或平台,将纸质问卷网络化,并进行发放。

第二节　调查问卷的分类和结构

调查问卷是调查研究中用来收集资料的工具,是一份根据研究目的,用书面形式将所需调查的问题具体化后而形成的一组或一系列问题,用于从被调查者处获取必要信息的工具。问卷设计的质量直接影响数据质量,影响研究目标的完成程度。

一、问卷的分类

(一)根据问卷问题组成不同进行分类

根据问卷问题组成不同,可分为封闭式问卷、开发式问卷和混合型问卷。

1.封闭式问卷

封闭式问卷又称"结构式问卷",即问卷中问题及答案均已经给出,被调查者根据自身情况选择填写。这种问卷适合于大型调查研究。其优点是因为答案是事先给定的,因此被调查者易于进行回答,应答率较高,且问题明确,结果的可信度较高,数据便于统计分析。其缺点是由于答案是研究人员事先给定的,因此备选答案的范围是否适宜会影响研究结果的有效性,且备选答案限制了被调查者表达选项之外的新问题,也增加了调查过程中盲目填写答案的可能性。

2.开放式问卷

开放式问卷又称"无结构型问卷",即问卷中只列问题,不给出备选答案,被调查者自由回答,特别适合调查对象数量少,研究问题需要深入探讨的研究。其优点是被调查者的回答不受约束,可以自由表达,可以收集到生动的资料,特别适合在探索性研究中使用;缺点是由于被调查者回答的结果不是标准化答案,因此获得的信息分散、统计分析较困难,并且调查花费时间较长,问卷的回收率较低。

3.混合型问卷

混合型问卷又称"复合型问卷",即问卷中开放性问题及封闭性问题均有,相互结合。混合型问卷综合了以上两种类型问卷的优点,弥补了不足,实际调查中常见。

（二）根据问卷询问对象的不同进行分类

根据问卷询问对象的不同，可分为针对个人的问卷和针对组织的问卷。

在社会学调查中，绝大部分问卷的调查对象是个人，询问被调查者个体的情况和对研究问题的认知。同时，在卫生管理研究领域，研究对象经常是一个机构或者一个组织，需要收集该机构或组织的某些方面的数据资料。本类研究也需要预先设计调查表（调查问卷）收集该机构或组织的相关数据。例如，调查公立医院运行效率，需要收集每个公立医院的相关运行指标，因此研究人员应预先设计针对医院的数据调查表，由医院相关负责人和知情人负责填写。

二、问卷的结构

（一）内容结构

内容是问卷的核心，内容有偏差，则整个问卷都会产生偏差，调查结果得出的结论就缺乏有效性。内容结构指问卷条目所涉及的内容能够在多大程度上反映研究人员的研究目标，即研究的主要目标是测量什么、从几个维度去测量所要回答的研究问题。因此，调查问卷的设计者，首要应认真讨论调查的目的、主题和理论假设，并细读研究方案，向方案设计者咨询，与他们进行讨论，将问题具体化、条理化和操作化，即变成一系列可以测量的变化或指标。确定调查问卷涵盖的内容分类时，应根据研究目的，从一般到特殊进行分类；在每个范畴上，应该穷尽而又互相排斥。

（二）体例结构

尽管实际调查中所用的问卷各不相同，但是它们往往都包含几个主要的部分：

1. 标题

标题要概括地说明调查的主题，不宜过长，应简单明了，能够引起调查对象的兴趣。例如，"农村居民健康素养调查问卷""高校大学生毕业偏好调查"等标题中主题就比较明确。

2. 封面信

封面信即一段致被调查者的简短的话，作用是向被调查者介绍调查组织者的身份，解释调查的目的、意义、内容，说明调查结果的使用范围，降低被调查者的顾虑，以取得被调查者的理解和信任，提高调查的质量和问卷的回收率。在封面信中，需要说明的内容：①介绍组织该调查的负责机构；②用一两句话概括地、笼统地介绍调查的主要内容；③解释调查的主要目的，包括调查对于整个社会,尤其是对包括被调查者在内的群体的实际意义,请求调查对象的配合;④说明调查对象的选取方法;⑤对调查结果保密的措施;⑥最后要对调查对象的合作和参与进行感谢。

下面是第五次国家卫生服务调查的封面信:

您好! 我们是第五次国家卫生服务调查的调查员。本次家庭健康询问调查由国家卫生部统一组织实施,国家统计局依法批准执行,主要目的是了解我国居民的健康状况和就医情况,为国家卫生政策的制定提供重要信息与依据,调查内容仅用于统计和分析研究,我们将按照《中华人民共和国统计法》相关条款要求,对您及加入的调查信息予以严格保密。希望您能如实回答下面的问题,非常感谢您的支持与配合!

3.知情同意书

知情同意是指在以人作为研究对象的任何科学研究领域,研究人员都必须获得研究对象或参与者的同意。研究对象或参与者应该对所要参与的该项研究所有的必要信息都充分了解后,在不受到强迫和引诱的情况下,完全自愿地进行是否参与研究的决定,并且在研究过程中可以随时退出而不需要承担任何后果。在卫生管理研究领域,知情同意也是重要原则,每个调查都需要获得被调查者的知情同意书的签名。

4.指导语

指导语即用来指导被调查者填答问卷的各种解释和说明,用来说明调查表的填写方式,并对问卷中的概念或定义进行解释,帮助被调查者或调查员正确理解表中的问题和如何回答这些问题。代填式问卷的指导语是提供给调查员使用的,自填式问卷的指导语是提供给被调查者使用的。指导语包括卷头指导语和卷中指导语。

卷头指导语一般是放到问卷的最前面,用于解释问卷的填答方式,如"请根据自己的实际情况在合适的答案号码上画圈"。卷中指导语是在具体的问题后,对该问题的概念、定义、标准的解释,或者填答方式的说明。例如,"您平均每次饮酒的量相当于多少标准饮酒单位"这个问题后,紧跟着标准饮酒单位的换算办法"1两40度及以上白酒等于2,1两40度以下白酒等于1.5,1斤葡萄酒等于5,1听啤酒等于1,1斤黄酒等于6.5"。

5.正文

正文即问题及答案,这是问卷的主体,也是问卷的主要内容。问题及答案要根据以下两方面原则来设置:①调查问卷必须将研究目的转为明确的问题,通过回答相关问题为假设检验提供资料;②问题需要能够激发调查者的应答,否则无法获得必要的信息以进行分析。

从形式上,问题可以分为开放式和封闭式两大类:

(1)开放式问题,就是只提出问题,但不为回答者提供具体答案,由回答者根据自己的情况自由填答的问题,如:

您日常就诊最多的医疗机构是哪家?

您对本次就诊过程最不满意的地方是什么?

开放式问题的优点是允许被调查者自由充分地发表自己的意见,获得的资料丰富生动;但是资料的记录、整理、编码和统计分析难度大。

(2)封闭式问题,就是不仅提出问题,而且把可能的答案逐一列出,由回答者从中进行选择的问题。封闭式问题的优点是填答方便、省时省力,答案标准化程度高,易于进行统计分析;缺点是无法获得生动、丰富的资料,因为给定的若干个选择答案往往把复杂的问题简单化,无法反映出被调查者之间的细微差别,而且在回答时容易出现漏答、错答、误答的情况。

6.编码

在以封闭式问题为主的问卷中,为了将被调查者的回答转化成便于计算机进行处理和定量分析的数字,需要对答案结果进行编码,即赋予每一个问题及答案一个数字作为它的代码。编码可以在问卷设计的同时就设计好,也可以等调查完成后再进行。在实际调查中,编码大多数是预先设计好的。

在社会调查中,需要对整个问卷进行编码,这是对问卷进行分类和处理的依据,具体包括编定被调查者的地址、类别的代码。

7.其他资料

除了上述几个部分外,一份调查表根据需求还要有被调查者基本情况、调查员情况、调查日期、被调查者合作情况、结束语等。

需要哪些被调查者的信息是根据调查研究的保密性和需求来设定,包括被调查者的家庭住址、姓名、联系电话、身份识别代码(如身份证号码)等。在匿名调查中,不需要记录被调查者的个人信息。调查员情况包括调查员的姓名和代码,用于进行问卷的质量把控。被调查者的合作情况是调查员记录被调查者回答问题时候的状态,如非常配合并对问题理解深入、配合较差等,这样的问题记录可以回溯调查的可信性和质量。结束语可以是用一句简短而有情感的语言来表达对被问者的感谢,也可以征询被调查者对问卷设计和问卷调查本身的看法和感受。这既能体现调查者首尾一贯的礼貌,也能督促被调查员再审视问题回答过程中的问题和疑惑。

第三节　调查问卷的设计

一、问卷设计的基本原则

调查者在进行问卷设计之前,需要牢记对问卷设计的基本原则,才能提高问卷设计的质量,更准确地解决研究问题。

（一）把为调查对象着想作为问卷设计的出发点

调查问卷作为收集资料的工具,其设计要考虑调查者的需求,即问卷设计要紧紧围绕所研究的问题和所要测量的变量来进行。同时,调查者还需要考虑被调查者的基本情况。根据被调查者的基本情况不同,问卷的长度、问题的深度、回答的难度、答案的设计、措辞的选择都要有所调整。文化水平偏低人群的问题和答案需要通俗易懂,减少书面语言的使用,以便提高应答质量。若对时间紧张的人群进行调查,问卷则要尽量简短,以便提高完成度。因此,调查者需要多考虑问卷调查过程中人的因素,在问卷的设计过程中要多为回答者着想、多从回答者的角度考虑,尽量为他们填答问卷提供方便,减少困难和麻烦。

（二）对阻碍问卷调查的因素有明确的认识

由于问卷调查需要被调查者的密切合作,因此,在设计问卷时,必须对在问卷调查过程中可能出现的障碍有清晰的认识。客观上的障碍,即被调查者本身的能力、条件等方面的限制形成的障碍,如被调查者的文化程度、认知水平、记忆水平等。如果不能考虑到这些障碍,设计的问题有可能受到客观条件的限制而放弃回答,降低调查问卷的回收率,影响到调查质量。主观上的障碍,即被调查者在心理上和思想上对问卷产生的各种不良反应所形成的障碍。问卷内容太多,问卷中需要花费时间思考、回忆以及计算的问题太多时,被调查者就容易产生畏难情绪,如在工人的工作间隙、农民的农忙时期进行调查,问题设计的长度和易答性会影响到被调查者的配合程度。当问卷中设计的隐私性问题过多,被调查者会因为感受到冒犯而不愿意配合。当问卷的内容脱离被调查者实际,或者所用的语言与被调查者的文化背景不协调,问卷设计缺乏条理性时,被调查者对问卷会感到厌烦而缺乏兴趣。

（三）根据调查目的设计，问题应少而精

每个调查有自身的调查目的，问卷中每个问题都应与研究目的相关，从实际出发设计问题，重点突出。问卷设计要紧紧围绕研究假设和关键变量进行，问卷中必须有的问题、不应该有的问题都要严格受到研究假设的制约。有的调查者存在搭便车的思想，会在问卷中增加跟本次调查目标不相关的其他内容，这样会增加被调查者的回答时长，降低其配合度，冲淡对主要关键问题的回答效果。

（四）机构调查表设计的原则

（1）充分了解机构和体系的日常统计指标（如财务表）。

（2）将涉及一个部门的数据放到一个相对集中的位置，便于相关人员集中填报。

（3）能够通过统计资料获取的数据不要重复收集。

（4）非日常统计指标，但可以通过其他指标计算获取的，应该收集基础数据指标，而不应要求填表人进行计算（容易增加工作量，减少配合度）。

（五）其他原则

问卷设计还要注意尊重被调查人的尊严和隐私，尤其是在设计敏感问题的时候，措辞的选择要更加小心，问题的深度和直接程度要综合考虑。

问卷设计要便于编辑和数据处理。在问卷设计时，就要考虑好数据的处理方式和问题的分析方法，避免出现无法分析或使处理过程复杂化的问题和答案。

二、问卷设计的基本程序

问卷设计是由一系列工作程序所构成的，通常依照一定的原则、按照一定的程序开展问卷的设计过程，才能保障设计的问卷具有科学性和可行性。

（一）准备阶段

（1）明确调查主题的范围和调查项目，通过文献查阅，与项目相关的专家、统计人员和受访者进行讨论，了解问卷中应该调查的主题范围，力求使得问卷切合实际，便于今后的统计分析。需要注意，调查的问题一定是具体的问题。以想了解"新型冠状病毒疫情下的中国社会"的主题为例，这样一个宽泛的主题会让问卷设计无从做起，将主题设为"新型冠状病毒肺炎疫情对中国人的心理健康的影响"，问卷设计才能聚焦到想要测量的概念与变量。

（2）要确定数据收集方法。需求提前确定问卷填写方式是自填式问卷还是代填式问卷,问卷的发放方式是通过面对面访谈,还是通过网络问卷或电话调查等。每一种调查方法对问卷的设计要求是不一样的,如自填式问卷由于没有访问员在场,问卷设计的定义和概念应尽可能清晰,并且长度不能过长。网络问卷要考虑问题在电脑或手机上页面的呈现方式,以及被调查者对网络答题长度的容忍度。

（3）要综合考虑制约问卷类型选择的因素,如调研经费的限制、研究时效性的限制等。

（二）确定问卷结构,建立问题库

这一步非常关键,体现研究人员对研究问题、研究概念的含义、数据分析的思考,一般分为两步:

1.确定调查问卷涵盖的内容分类,再将研究概念操作化

调查问卷涵盖的内容分类应该根据研究目的,从一般到特殊进行分类,在每个范畴上,应该穷尽而又互相排斥。研究内容分类确定好后,要列出需要调查的研究概念。接着将抽象的概念转化成具体化、条理化和操作化的指标,即变成一系列可以测量的变化或指标。概念往往是抽象的,需要进一步把这些抽象的概念转化为可测量的指标。例如,想了解被调查者的社会经济地位,不可能直接提问被调查者的社会经济地位是什么,常规的做法是通过测量被调查者的受教育程度、职业、收入等一些具体的指标,来衡量他们的社会经济地位。

2.具体设计每个指标的问题和答案,建立问题库

将每个指标编写成为具体的问题和答案,在编写过程中要考虑问题的措辞,答案的适宜性、必要性和穷尽性。每个问题和答案都要经过精心的设计,力求能够准确地测量所需要的指标。众多的问题组成了问卷的问题库。

在进行研究的内容结构分析和问题数据库建立的时候,除了考虑第一步相关的调查方式和调查对象等因素外,还需要注意:

（1）从研究设计的因变量、自变量、预测变量和个人背景资料变量等入手考虑。思考设置的测量指标对研究问题的解答到底起到什么作用,变量之间如何进行联系。

（2）制订数据分析计划。当数据分析计划明确时,可以合理分配宝贵的问卷空间,确保重要的变量信息能收集完整,不重要的变量信息不会占用太多空间。明确的分析计划还可以确保每个变量都符合想要的类型,如当提问收入的时候,是使用连续变量还是分类变量。连续变量得到的信息量更大,但分类变量可以降低问题的敏感度,减少数据缺失的比例。如果在分析中对这个变量的

精度要求不是很高,可以使用分类变量;反之,使用分类变量则可能最终无法满足分析的需求。

(3)借鉴他人的经验。有很多问题已经有成熟的问法,可能是研究领域内更专业或更有经验的前人设计的,或者经历了大量实践的检测和打磨。在问题的设计中,尽量采用这些公认的问题,尤其是某些概念已经具有研究领域内广泛使用和认可的规范性的量表。还可以通过专家讨论会、焦点小组访谈来进一步获取信息,以便更全面、深入和准确地理解要测量的核心概念。

(三)确定问卷的编排流程,形成问卷初稿

有了问题库,要将问题按照一定的逻辑进行编排:①开场问题应是应答者最易接受且有兴趣的问题。②在时间上,先问过去,再问现在、将来;在类型上,先封闭式问题,再开放式问题;在问题性质上,一般性问题在前,特殊性问题在后;在难易上,易问答在前,难答题在后;在生疏上,熟悉问题在前,生疏问题在后。③敏感问题一般应放在靠后面的位置。④个人背景资料问题,一般放在开头,也可以放在结尾。

在问题排列上,也要考虑到上下文效应,即指被调查者在一些问题上的观点、态度受到前面问题的影响而发生了改变。例如在一项经典的研究中,研究人员将受访者分为A、B两组,每组的问题分别是这样的:

A组:

(1)你支持已婚女性因为不想要更多孩子而堕胎吗?

(2)你支持因为胚胎缺陷而堕胎吗?

B组:

(1)你支持因为胚胎缺陷而堕胎吗?

(2)你支持已婚女性因为不想要更多孩子而堕胎吗?

实验结果显示,在B组中,由于有胚胎缺陷这种堕胎原因在前面做对比,不想要孩子这一堕胎原因显得很没有说服力,因而支持因不想要孩子而堕胎的比例更低。相比之下,A组将是否支持因不想要孩子而堕胎排在前面,由于没有受到因胚胎缺陷而堕胎一题的影响,支持因不想要孩子而堕胎的比例相比B组更高。

问卷的问题顺序确定后,需要补齐问卷的其他体例结构,如题目、封面信、指导语、知情同意书、个人基本情况、作业记载等。完成问卷的版面布局,问卷的版面布局应当简洁雅观,问题应当排列合理,答题区域应当留足空间,相关说明应当保持凸显。

（四）评估问卷

一旦问卷初稿完成，应该对问卷的设计质量进行一次总体评价。评价的重点是调查问卷问题的必要性，是否回答了调研目的所需的条目，问卷的长度是否合适。一般采取专家评审、调查对象认知访谈评价等方式进行评估。

专家评审指邀请各方面的专家基于其专业领域的知识和经验对问卷可能存在的问题进行评估和提出解决方案。邀请的专家应该包括：①与项目主题相关的领域的专家，主要评估问卷对专业概念的表述是否准确、测量的维度是否全面等；②调查方法专家，主要评估问卷在设计上的科学性与可行性，如问题是否准确、流程是否适用、数据结构是否合理等；③项目执行专家，主要评估执行过程中可能遇到哪些潜在的问题，如预算的控制、进度的控制、访员的管理等；④计算机方面的专家，主要评估计算机辅助访问或网络访问中程序实现的难度以及可能存在的问题。

调查对象的认知访谈，即对被调查对象进行一对一的访问，以了解被调查者如何理解问题和如何完成回答问题。基于认知访谈，研究人员可以评估现有问卷的叙述和逻辑是否合理，或被调查者在题意理解上是否会出现偏差等，并基于此对问卷做出改进。

（五）预调查和修订

在问卷用于实地调查前，先选择一些调查对象进行测试，根据发现的问题进行修改、补充和完善。预调查通常选用有经验的访员进行访问，访问的数量为15～35人，尽量保证与实际调查中的被调查者的背景相似，所使用的问卷以及所有的流程都与即将进行的实际调查一致，这样有利于发现实际数据收集过程中被调查者或调查员可能出现的问题。

预调查的目的主要是：①测试调查表或问卷的妥当性，包括错误解释、不连贯的地方、错误的跳转连接，了解被调查者答题的主观体验以及对调查的整体反馈，如问题内容是否太过敏感、调查时间是否太长；②了解抽样程序上的各个环节是否顺畅无误，包括用作选样的抽样名册是否完整、正确、适当以及最新，抽样的过程是否顺利，调查的现场组织安排是否合理等；③通过预调查数据的分析，可以测定关键性指标的变异性，用作样本量计算；④了解应答率的情况。

大体来说，预调查的优势是能够模拟真实的数据收集过程，发现真实环境下可能出现的问题，并可以提供定量的可供分析的信息；劣势是成本相对较高，而且数据同样不具有代表性，测试的效果很大程度上取决于被调查者多大程度上与实际调查中的被调查者相似。

（六）定稿

调查问卷要保证精确的编排、预先编码的安排。如果是纸质问卷，需要考虑印刷的质量和装订的精良。如果是网络问卷，还需要考虑将纸质问卷网络化呈现方式。网络问卷的问题呈现方式越来越成为一项值得探究的问题。

以上便是设计问卷的六个基本步骤。总体来说，设计问卷的时候万万不能放飞自我，过度标新立异是不提倡的。自我克制（不任意增加无关问题）、知己（研究问题、测量指标、分析计划等）、知彼（过往研究、受访者等）和反复打磨是问卷设计的关键。

第四节　调查问卷的问题设计

问题和答案是问卷的主体，问题与答案的设计是问卷设计中最具操作性的工作。问题必须紧紧围绕研究的目的和研究假设，必须符合客观实际情况，必须本着少而精的原则，调查者选择的被访者有能力回答而且愿意回答问题。调查者在每一道问题上都可以问自己以下三个问题：①受访者是否能够正确理解这道问题？②在回答这道问题的时候，受访者是否有足够的能力获取、回忆或加工相关信息？③受访者是否愿意回答这道问题，或是否愿意提供真实的答案？

一、问题的数目

一份问卷到底应该设置多少问题没有统一规定。在实际操作中，调查者要根据研究目的、调查内容、调查方式、调查对象的能力水平等因素来确定，通常以被访问者半小时能够答完为度。一般来讲，自填式问卷的长度要少于代填式问卷；尤其是以网络调查为基础的问卷更不易太长，容易使调查对象失去耐心，放弃回答。在问卷的封面信或者指导语中应明确表达完成这份问卷大约需要多少时间。

二、问题的类型

（一）开放式问题

开放式问题即自由问答题，只提问问题或要求，不给具体答案，如：

您认为目前城镇居民长期护理保险制度中最需要改善的三个方面是：

(1)_____

(2)_____

(3)_____

(二)封闭式问题

封闭式问题即给定备选答案，要求被调查者从中进行选择，或者给定"事实性"空格，要求如实填写的问题形式，有多种类型：

1.填空式问题

在问题后画一短横线，让回答者直接在空白处填写。一般是针对只有唯一的答案(对不同人有不同答案的问题)，通常适合填写数字的调查问题。例如，被调查者的年龄、家庭人口数、收入等，如：

请问您本次就诊共自付_____元?

2.二项选一式

答案有两项，由被调查者从中选择一项，主要有以下两种：①答案只能列两项，被调查者从中根据自己的情况选择其一；②只有肯定与否定两种答案，被调查者从中根据自己的情况选择其一。例如：

您的性别是？①男　②女

您对本次就诊过程是否满意？①满意　②不满意

3.多项单选式

调查者设立两个以上的备选答案，被调查者从中根据自己的情况选择其一，这是问卷调查中最常用的形式。由于所设答案不一定能表达出填表人所有的看法，或不能穷尽所有可能答案，问题的最后通常可以设"其他"项目，如：

(1)您的婚姻状况是？①未婚　②已婚　③离婚　④丧偶

(2)您最近一次被医生告知需要住院治疗而您未住院的原因？

①没必要　②无有效措施　③经济困难　④医院服务差　⑤无时间

⑥无床位　⑦其他，请注明_____

4.多项任选式

调查者设立两个以上的备选答案，被调查者根据自己的情况选择其中的若干项，如：

您目前所患慢性疾病为：

①高血压　②糖尿病　③冠心病　④脑卒中(中风)　⑤肝炎

⑥肿瘤　⑦精神疾病　⑧其他，请注明_____

5. 矩阵式

调查者将同一类型的若干问题集中起来，用一个矩阵表示。被调查者在矩阵中分别对每个问题做出回答。这样的方式简洁，方便被调查者填答，量表多采用这种问题形式，如：

您对目前工作的满意程度如何？请在每一行合适的位置打勾。

	项目	很满意	一般	不满意
1	目前的收入状况			
2	单位提供的福利情况			
3	工作条件			
4	职业发展(晋升、提拔等)的机会			
5	管理制度(奖惩制度、领导管理水平等)			

三、问题和答案设计中应该注意的问题

（一）不能提抽象的、笼统的问题，应明确概念和定义

问题或答案中容易误解的概念应明确限定。例如，年龄有虚岁、实岁；收入是仅指工资，还是包括奖金、补贴、其他收入、实物发放折款收入在内；一些副词和形容词，如"很久""经常""一些"等，各人理解往往不同，在调查表设计中应避免或减少使用。

（二）不能一题多问，每道问题应该只提问一件事情

例如，"您对自己当前这份工作的收入和福利是否满意"涉及了收入和福利两个方面的评价，不好回答。

（三）避免提带有倾向性和诱导性的问题

提问应该保持中立。诱导性提问指所提出的问题暗示出研究人员的观点和见解，有使被访者跟着这种倾向回答的可能，如"有人认为被动吸烟会导致肺癌，您同意吗"可改为"被动吸烟会导致肺癌吗"。

（四）不能直接提敏感性或威胁性的问题

这类问题包括各地风俗和民族习惯中忌讳的问题、涉及个人利害关系的问题、个人隐私问题等，对于敏感性问题可以采用对象转移法和假定法进行询问。

(五)应尽量避免否定或多重否定

提问中尽量避免用否定或多重否定,容易引起被调查者的理解偏差。

(六)"五不问"原则

可问可不问的问题不问,复杂或难回答的问题不问,研究对象不愿回答的问题不问,必须要查阅资料才能回答的问题不问,通过别的途径能够得到答案的问题不问。

(七)答案的设计需要多方考虑

①设计的答案应该与询问的问题具有相关关系;②必须具有相同的层次关系;③应该穷尽一切可能,不能完全列举的要增加其他选项;④必须相互排斥;⑤要充分考虑编码与数据统计分析的需要。

第五节　现场调查实施和技巧

由于调查研究多是以大规模的样本为前提,因此整个调查资料的收集工作涉及的方面很多,需要有效地组织和实施。概括来说,一项具体调查在资料的收集整理阶段的组织与实施工作包括以下几个方面:①调查员的挑选和培训;②调查现场和被调查者的联系准备;③现场调查的管理与质量控制。

一、调查员的挑选和培训

调查员是调查研究中资料收集工作的主要承担者。因此,挑选和培训调查员是保证研究工作质量的一个重要环节。

(一)调查员的挑选

每项调查均需要招募调查员,并要综合考虑工作量、工作要求、工作地点等因素,确定需要多少调查员和需要什么背景的调查员。如果需要的调查员数量不多,可以从所在工作单位招募调查员;如果需要的调查员比较多,可以通过发布招募公告招募合适的调查员。招募公告要将项目的基本情况、调查员的需求、工作的条件和报酬详细公开。根据收到的申请,按照项目的要求选择合适的调查员。一般来讲,调查研究对调查员的基本要求包括以下几点:

(1)调查员必须具有较高的工作热情。这是因为调查过程非常辛苦,而且由于反复提问同一份问卷,容易觉得枯燥乏味,所以调查员一定要有工作热情,以避免影响工作质量。

（2）调查员必须有一定的文化水平。调查员需要能够深入理解问卷的内容,独立地开展调查工作。

（3）调查员必须具备沟通能力。调查工作需要接触不同性格特点的被调查者,需要具备一定的沟通能力,才能获取认同,提高应答率。

（4）调查员必须具备诚实认真的品质。调查工作是独立进行的,需要调查员不弄虚作假,客观地、实事求是地对待每个调查问题。

（二）调查员培训

挑选出符合要求的调查员后,不论调查员过往是否有调查经验,都要参加调查员培训。培训内容主要包括以下几点:

（1）该项调查研究的计划、内容、目的、方法及该项调查的相关专业知识,以便调查员对该项工作有一个整体性的了解。

（2）调查的工作安排。对调查访问的步骤、要求、时间安排、地点安排、工作量、报酬等具体问题进行说明。

（3）调查表的设计和具体问题的概念定义。集中学习调查说明、调查问卷、调查员手册等材料,特别是对调查问卷的问题和答案逐一进行讨论,明确概念内涵、提问方式、填写方法、注意事项,并组织模拟调查,让每个调查员按照正式调查的要求和步骤,从头到尾实际操作一遍。然后认真总结讨论碰到的问题,解决这些问题。

（4）访问技巧和技能训练。培训调查员学习如何与被调查者进行沟通,如何取得被调查者的信任,如何使用提问、追问、聆听等技巧,如何记录回答等相关技能。

（5）调查过程安全保障和质量控制程序,包括调查员分组、相互联系和调查期间的组织管理办法,保障调查员安全,调查的复核检查措施、总结交流制度等。

二、调查现场的准备和被调查者的联系

很多大型调查在正式调查前需要进行调查现场的准备和被调查者的联系,目的是获得被调查者的接受,方便调查员顺利地开展工作。在实际工作中,根据调查内容和调查对象的情况,可以采取不同的策略。

（一）通过正式机构联系

研究人员如果有条件获得某政府机构或有关部门的许可,通过从上到下的组织系统来联系调查现场,做被调查对象的准备,那么这个调查工作会比较顺

利。在卫生管理领域,经常会调查某一类医疗组织或机构,可以通过相关的行政主管部门的组织关系,联系到调查现场的组织或者机构,再跟调查现场的组织或者机构进行联系,建立联络人制度。通过与联络人沟通,事先确定被调查对象的纳入排除标准、调查对象的抽样框的准备、抽样方法的确定、被调查对象的通知邀请方法、现场调查的具体时间地点和基本工作条件的准备(比如桌椅板凳等)。例如,开展"机构养老的服务提供和利用情况",可以在医疗保障部门的支持下,跟调查现场的养老机构进行联系。这种方式,无论是联系调查对象方面,还是实地调查访问方面,都会非常顺利。

(二)直接与调查现场联系

研究人员也可以直接跟调查现场的当地相关部门或机构进行申请。例如,开展"机构养老的服务提供和利用情况",如果没法获取医疗保障部门的支持,可以直接跟抽中的养老机构的负责人进行联系,讲明调查的目的和内容,争取到直接调查的养老机构的负责人的许可和支持。需要做的现场准备也是同样的。

(三)直接和被调查者联系

有时候难以获得相关机构和部门的支持,或者有的调查涉及的被调查对象并不是以机构和部门的组织形式抽取的,可以直接与被调查者联系。在直接联系被调查者的时候,态度要诚恳、礼貌、友善,并带上所在机构(如大学、研究所等)的证件和介绍信,以便被调查者了解调查员的身份和单位,最大可能地获取信任。

三、现场调查的管理与质量控制

在现场调查中,实地调查的管理者、指导者需要在现场调查的时候做好过程管理,以保障调查的顺利开展。质量监管人员需要按照质量控制的方案监控调查的质量。过程管理与质量控制通常包括以下内容:

(一)合理组建调查队伍

根据调查任务和工作量的情况,建立调查小组,并规定调查小组的管理办法。通常是将调查员以4~6人为单位组建调查小组,注意男女比例的搭配,注意有调研经验的调查员和新手调查员的搭配。每个调查小组指定一名组长,以小组为单位安排和布置调查任务和调查进度,小组长同时担负本组调查的协调安排和组内调查表填写的核查工作。

(二)调查员的安全管理

调查员在外出进行调查过程中,经常会遇到各种问题和突发状况,甚至会威胁其安全。因此,在培训中就要建立调查员的安全防范意识,注意保护人身和财产安全。通过小组方式组织调查员,并做好调查员联系方式手册;在调查时保持相互联系,尽量避免独自开展工作,准备基本的防护物品(雨伞、驱蚊液、防晒霜、常用药品)。调查员个人要穿着方便的衣物,带好随身物品,尽量不佩戴贵重首饰或贵重物品等。

(三)把握调查工作的进度

调查前要确定调查程序和工作进度安排。调查的管理者需要把握整体的进度,视调查工作的不同,需要提前半天或者一天做好下一现场的准备。以农村居民多重慢病患者治疗依从性调查为例,调查员分2个调查小组,每个小组半天调查一个抽样村的进度开展调查,调查管理者就需要安排好上午的调查后,再与下午的两个抽样村进行沟通联系。调查进度控制措施中应规定每小组每天的工作量。

(四)做好调查中的质量控制

多个方面开展质量监督和控制工作,包括:

(1)调查指导和监督:在调查开始前严格培训调查员,刚开始调查时陪同和观察每位调查员完成一份访谈调查的过程,及时提出问题;每天总结交流并进行指导;按照质控方案和质控调查问卷,抽取一定比例的问卷进行电话回访,评价调查员的调查质量。

(2)资料复核和检查措施:每半天和一天完成调查后,以小组为单位,由小组长带领进行已完成调查问卷的复核工作,主要是发现漏项、误填、错填的问题,可以在实地进行回放补救。质控员在小组提交后再进行一遍复核。

(3)调查总结和交流制度:每天召集调查员开展调查总结和经验交流,对遇到的问题进行具体讨论,针对调查员普遍遇到和出现的问题进行统一指导和要求。

思考题

1.调查资料收集主要方式有哪些?

2.调查问卷的一般体例结构有哪些?

3.在问卷的问题和答案设计时需要考虑哪些问题?

4.调查员培训的主要内容是什么?

5.讨论网络调查的调查质量如何进行控制?

6.从期刊中选择三篇调查研究报告,分析题目所采用的资料收集方法。

第七章　数据录入、整理与统计分析

研究人员根据不同的科研设计方法,选择合适的数据收集方式收集到数据资料后,接下来的任务就是对数据资料进行录入、整理和统计分析。本章将按照定量资料分析的程序,对原始数据审核、录入、整理和统计分析的基本思路与方法进行简要的介绍,包括卫生管理领域常用的统计描述、统计推断、相关分析、回归分析和统计分析中应注意的事项。有关具体统计分析方法原理和数理逻辑的详细讲解超出了本书的范围,读者可参阅卫生统计学相关教材。

第一节　概　述

研究人员要想做好数据的整理与统计分析,首先要明白数据的类型有哪些,需要理解统计学中总体与样本、概率与小概率原理等基本概念,还需要了解统计分析的类型,这些都是开展统计分析的理论基础。

一、数据类型

按照大的分类,统计学中的数据可以分为定性数据和定量数据,二者的主要区别在于是否具有数值特征。研究人员通过定量数据发现人类行为的一般规律,并对各种环境中的事物进行普遍性的解释;与此相反,研究人员通过定性数据试图对特定情况或事物进行特别的解释。

定性数据表示事物性质、规定事物类别的文字表述型数据,不能将其量化,只能将其定性。定性数据也叫"计数资料",是离散型的数据,在实数范围内只取整数值,其取值是0、1、2等不连续的量,是数轴上有限或无限的可数的值,两个数之间没有小数,如年新生儿数、月手术患者数和人的牙齿数等,是一组表示事物性质、规定事物类别的文字表述型数据。定性数据包括等级数据和名义数据:等级数据是有序分类变量,各类别之间有程度的差别,如尿糖化验结果按一、±、+、++、+++分类,疗效按治愈、显效、好转、无效分类,健康状况按好、中、差分类;名义数据是无序分类的数据,所分类别或属性之间没有程度和顺序的差别,如性别(男、女)、药物反应(阴性、阳性)等二项分类变量,以及血型(O、A、B、AB)、职业(工、农、商、学、兵)等多项分类变量。

定量数据的主要特征在于它们都是以数值的形式出现的,有些数值型数据只可以计算数据之间的绝对差,而有些数值型数据不仅可以计算数据之间的绝对差,还可以计算数据之间的相对差。定量数据也叫“计量资料”,是连续型的数据,即连续变化的变量,通常有具体的数值,也叫“数值型变量”。它可在实数范围内任意取值,其取值是数轴上某一区间内的一切数值,理论上它们是无限可分的,如身高、体重、血压、血红蛋白、胆红素等。数值型变量被人为定义的数字(如整数、小数、有理数等)在计算机中表示,可以直接在计算机中进行加、减、乘、除的运算。数值型变量不经过数据类型的转换就可以直接计算,运算速度快,具有计算意义。与此相反,分类变量为非数值型的数据,是不可直接运算的字符在计算机中的存在形式,具有信息存储的意义。

二、基本概念

(一)总体与样本

统计所要研究事物的全体,由许多具有某种共同属性或特征的个别事物组成,组成总体的个别事物称为“总体单位”。样本是观测或调查的一部分个体,总体是研究对象的全部;总体中抽取的所要考查的元素总称,样本中个体的多少叫“样本量”。组成总体的每一个研究对象叫“个体”。在统计学上,个体对应的是观察值,样本对应的是统计量,而总体对应的是参数;个体的随机化来代表样本,根据个体的观察值来计算和描述样本的统计量,然后由样本的统计量来推断总体参数,扩大所收集信息的使用范围,用样本特征推断总体特征,这就是统计学检验。

(二)概率和小概率原理

概率是指随机事件发生可能性大小的度量,随机事件、概率、频率与概率的关系(样本含量大到总体时,频率就等于概率)。概率的取值范围为0到1,$P=1$表示必然事件,$P=0$表示不可能事件。小概率事件通常是指$P<0.05$,表示在

一次实验或观察中该事件发生的可能性很小。小概率原理是指小概率事件在一次实验或抽样中不可能发生,如果发生就怀疑检验假设的正确性。

三、统计分析类型

统计分析根据内容可分为单变量分析、双变量分析和多变量分析,单变量分析主要是对一个变量的描述性分析,双变量分析和多变量分析主要是对两个或者多个变量之间关系的统计分析。统计分析按照性质可分为描述性分析和推论性分析,即统计描述和统计推断。描述性分析包括频数分析、集中趋势分析、离散程度分析、差别分析等。推论性分析也称"关系性分析",是指如何抽样以及如何由样本信息推论总体特征,就是通过样本的统计量来推断总体参数,用样本特征推断总体特征,包括假设检验、相关分析、回归分析等。

第二节　原始数据的审核与录入

原始数据资料的收集是科研统计工作的第一步,也是非常重要的一步,收集到的原始数据的质量关系着整个科研统计工作的质量。如果收集到的原始数据资料出现问题,后续的统计分析和撰写工作就失去了应有的意义和价值。因此,研究者首先要保证收集到的原始数据资料的质量,然后再对原始数据进行审核和录入。

一、原始数据的审核

原始数据审核是指研究人员对所收集到的原始数据资料(如问卷)进行初步的审阅,校正错填、误填的答案,剔除乱填、空白和严重缺失信息的原始数据资料(如问卷),以确保原始数据具有较高的准确性、完整性和真实性。

原始数据的审核工作包含两方面的任务:一是检查出原始资料中的问题,二是重新核实检查出的问题。首先,对原始数据进行审查,发现可能存在的错误数据、遗漏数据、异常取值,核对有无字迹不清、有无用错单位的数据、有无数据超出正常值范围、有无不合逻辑数据(如舒张压大于收缩压)等。然后,对发现的可能问题进行重新核实,可以在收集资料的过程中进行核实,边收集边审核,一旦发现问题及时进行询问核实。研究人员也可以等原始资料全部收集完之后再集中进行审核,这样做的好处是审核工作可以在研究人员的统一指导下进行,审核标准一致,检查质量较高,但重新询问核实工作会存在一定的困难。

二、原始资料的编码

在数据录入之前,研究人员通常要给每一个研究对象进行编号,以识别录入的数据与研究对象的对应关系。以问卷调查为例,就是给每一份问卷添加编号,录入数据时在每份调查问卷最前面添加一个变量"问卷编号"。录入数据后的问卷要保留一段时间,在后续的校对和数据分析中发现问题时,这个问卷编号可以方便研究人员随时查找到原始问卷进行核对。在卫生管理研究中,问卷编号通常要遵守一定的规则,如省、市、县、乡、村按照分层的原则分别赋予一定的编号,这样既方便对问卷的整理与核对,又能够在后续数据分析时对不同的省、市、县、乡、村进行分层比较和分析。

一般情况下,问卷中的一道问题就是数据库中的一个变量。只有将调查对象对问卷中问题的回答转换成计算机能够识别的数字,才能利用统计分析软件对数据库进行有效的统计分析处理。因此,研究人员在数据录入前,要给即将输入的变量定义名称,也就是变量的标签(实际上就是问卷的问题),表述要简洁。为了在数据分析的时候便于从众多的变量中找到想要的变量,可以在变量标签的前面加上问题的序号。然后,研究人员需要对变量的调查结果进行数量化界定,也就是把问题的答案转换成数值型变量,这样才能够方便有效地录入数据。通常是直接按照问卷问题的答案来界定值,如性别这一变量中"1"代表男性,"2"代表女性。

三、原始数据的录入

数据录入通常有两种主要的方式:一是直接在统计分析软件中进行录入,如SPSS、SAS、STATA等;二是采用专门的数据库软件进行录入,如Microsoft Access、Excel、EpiData等。当需要录入的数据量比较少时,可以直接在统计分析软件或Excel中进行录入;如果需要录入的数据量比较多,则采用数据库软件Microsoft Access、EpiData等进行数据录入。卫生管理研究领域中需要录入的数据量通常都比较多,因此大多数时候需要采用数据录入软件。数据库软件选择的原则是高效、准确、易学。一般情况下,推荐使用EpiData软件来录入数据,其次是Microsoft Access软件。如果数据量比较少的话,也可以直接用Excel来进行数据录入。这些数据录入软件也具有简单的数据整理和分析功能,可以进行一些简单的统计分析。但是,研究人员在做统计分析时,最好采用SPSS、SAS、STATA、R语言等专门的数据分析软件。

相对而言,专门的数据库软件能够较好地保证录入的效率和正确性,更能减少录入数据时所产生的错误。由于卫生管理研究领域的问卷数据量往往是很大的,通常需要多个录入员共同完成数据录入工作。因此,研究人员要精心组织数据录入工作,做好录入员的挑选、培训、分工、检查等工作安排。数据录入时的质量控制通常有两种方法:一是设定变量录入值的范围,超出范围的数值则无法录入,这样可以避免异常值的出现;二是数据的双录入,为避免输入错误,由两名录入数据的人员分别独立地对同一批问卷数据输入,形成两个相同变量的数据文件,然后将这两个数据文件进行核对,如果发现录入不一致的地方,则再查找原始问卷进行核对。录入之后的数据储存形式,需要是行列数据表的格式,第一列是编号,代表每一个调查对象的唯一编码,从第二列开始是每一个变量,调查对象编号这一行代表其所对应的每一个变量的数值。只有行列表的数据格式,才能在统计软件中进行有效的整理和统计分析。

四、数据录入后的清理

无论数据录入工作组织安排得多么仔细,录入员录入多么认真,也难以避免会出现一些录入差错。因此,在原始资料录入建立数据库之后,进行统计分析之前,研究人员应当对录入后的数据进行检查和清理,不让有错误或有问题的数据进入统计分析运算过程。数据清理工作一般是在计算机的帮助下进行,由数据管理人员编写检查程序,并对数据库进行计算机检查。运行检查程序还可以检查出在人工目视检查原始数据资料时没有查出的超出范围和不合逻辑的数据。数据清理时检查内容主要包括范围检查和逻辑检查,即有效范围清理和逻辑一致性清理。

(一)数据有效范围清理

问卷中任何一个变量,其有效编码值往往都有某种范围,而当数据中的数字超出这一范围时,可以肯定这个数字一定是错误的。例如,在数据文件的"性别"变量栏中,如果出现了数字5、7或者9等,就可以判断这是错误的编码值。因为根据编码手册的规定,"性别"这一变量赋值是"1=男,2=女"。凡是超出二者范围的编码值,肯定都是错误的。对于这一类错误的清理,可以通过在统计分析软件中执行对变量频数分布的命令,当发现频数分布表中变量的取值超出了编码手册所规定的赋值范围,可通过计算机将这些个案查找出来,将这些问卷找出同原始问卷核对和修改。如果一份问卷中错答、乱答的问题不止一两处,则可以将这个个案的全部数据删除,作为废卷处理。

（二）逻辑一致性清理

研究人员可依据问卷中的问题相互之间存在的某种逻辑联系，来检查前后数据之间的合理性。它比有效范围清理要复杂得多，主要针对的是相依性问题。例如，前面问到"性别"属于"男性"，后面出现"怀孕时间"的答案数字；编码为"独生子女"的个案数据中，出现了"哥哥、姐姐的个数与年龄"的答案数字。研究人员若要查找和清理逻辑一致性问题的个案，可以在统计分析软件中执行条件选择个案命令，将所有不符合要求的个案挑出来，再按前述有效范围清理的方法，找到原始问卷进行核对，对其进行相应的处理。逻辑一致性清理根据问卷调查中各问题的逻辑关系和情况不同，研究人员要具体问题具体分析，不能一概而论，应根据其内在的逻辑关系进行清理。

第三节　数据的分类与整理

明确数据类型和数据分类，是为了更好地认识数据、掌控数据、利用数据，是选择合适的统计分析指标和分析方法的前提。在统计分析前，通常需要对数据进行科学整理和归纳，包括对数据进行分组转换、正态性检验、缺失值处理等，使数据系统化、条理化，以便于进行统计指标计算和统计分析。

一、数据分类

数据分类是把具有某种共同属性或特征的数据归并在一起，通过其类别的属性或特征来对数据进行区别。研究人员为了更好地认识数据、掌控数据、利用数据，通常需要对数据进行分类。因为不同类型的数据需要采用不同的数据处理和分析方法，从不同的角度出发，数据的分类将会不同，常见的数据分类视角包括按计量层次分类、按来源分类和按时间状况分类。

（一）按照数据的计量层次进行分类

按照数据的计量层次，可以将统计数据分为定类数据、定序数据、定距数据和定比数据。

定类数据是数据的最低层，将数据按照类别属性进行分类，各类别之间是平等并列关系，不带数量信息，并且不能在各类别间进行排序。定序数据是数据的中间级别，不仅可以将数据分成不同的类别，而且各类别之间还可以通过排序来比较优劣。定序数据与定类数据最主要的区别是定序数据之间还是可以进行顺序比较的。定距数据是用数值对现象各类别之间间距进行精确计量测度,是具有单位的实际测量值,不仅可以知道两个变量之间存在差异,还可以通过加、减法运算准确地计算出各变量之间的实际差距是多少。定距数据的精确性比定类数据和定序数据更高,可以对事物类别或次序之间的实际距离进行测量。定比数据是数据的最高等级,其数据表现形式同定距数据一样,均为实际的测量值。然而,在定比数据中是存在绝对零点的,而定距数据中是不存在绝对零点的。因此,定比数据间不仅可以比较大小,进行加、减运算,还可以进行乘、除运算。

(二)按照数据的来源进行分类

数据的来源主要有两种渠道:一种是通过直接的调查获得的原始数据,一般称为"第一手"或"直接的"统计数据;另一种是别人调查的数据,研究人员将这些数据进行加工和汇总后公布的数据,通常称之为"第二手"或"间接的"统计数据。

(三)按数据与时间的关系分类

按时间状况分类,即按照数据是否与时间有关,可以将数据分为截面数据、时间序列数据和面板数据。

截面数据是指在相同的或近似的时间点上搜集到的数据,描述现象在某一时刻的变化情况。时间序列数据是指在不同的时间上搜集到的数据,反映现象随时间变化的情况。面板数据是由时间序列数据和截面数据交叉形成的,是从时间和空间两个维度对研究对象不同空间的个体在不同时间连续观察取得的数,此类数据进行分析时,多采用面板模型,故称为"面板数据"。

二、数据分组

数据分组是根据研究设计和统计分析的需要,将原始数据按照某种标准划分成不同的组别,分组后的数据称为"分组数据"。数据分组包括质量分组和数量分组。质量分组是将观察单位按某种属性或类别的不同将其划分为若干组,适用于非数值型的定性数据;数量分组是将观察单位按变量值的大小不同将数据划分为若干组,适用于数值型的定量数据。

数据分组应遵循穷尽性原则和互斥性原则。穷尽性原则是要求调查的每一单位都能无一例外地划归到某一组去,不会产生"遗漏"现象;互斥性原则是要求将调查单位分组后,各个组的范围应该互不相容、互为排斥,即每个调查单位在特定的分组标志下只能归属某一组,而不能同时或可能同时归属到几个组。分组后,要使组内的差距尽可能小,而组与组之间则有明显的差异,从而使大量无序、混沌的数据变为有序、层次分明、显示总体数量特征的资料。

在卫生管理研究领域,经常会需要将数值型的定量数据转换为分组的定性数据。这种情况下,研究人员需要选择适合的分组标志,即分组切割值。一般情况下,分组切割值确定的方法包括以下三种:①以正常参考值或临床诊断标准作为分组依据;②某些定量指标尚无公认的正常参考值,可根据均数、中位数或三分位、四分位间距值,将其分为两组或多组;③根据数据的分布特点和研究需要自行确定,但要能对统计分析结果做出合理的解释。

通常情况下,定量数据转换为定性数据比较简单,但从定性数据转换为定量数据则比较困难和繁琐。因此,从数据的计量层次(从低到高依次为定类数据、定序数据、定距数据、定比数据)来看,数据转化只能由高级向低级转换,即从定比数据到定距数据到定序数据再到定类数据,但不能做相反方向的数据转换。从统计学数理计算的角度来讲,从定量数据转换为定性数据时,会损失部分数据信息,统计学的效率会有一定程度的下降。在研究设计中,对于能够测量的指标变量,尽可能设计为定量指标。这样的话,在统计分析时,既可以作为定量数据来分析,在需要时又可以转换为分组的定性数据进行分析。

三、数据正态性检验

数值变量的常见分布类型包括正态分布和偏态分布。正态分布是指数据的频数分布曲线呈钟型,两头低、中间高、左右对称。与正态分布相对,偏态分布是指分布曲线左右不对称的数据次数分布,是连续随机变量概率分布的一种。在统计分析时,很多统计方法都要求数据服从正态分布或近似服从正态分布,如用均数和标准差描述资料的分布特征,用方差分析检验两组或多组变量之间的差异,用正态分布法确定正常值范围等。因此,研究人员在应用这些统计方法时,通常要对数据进行正态性检验。

正态性检验是推断数据资料是否服从正态分布,或样本是否来自正态总体的统计方法。正态性检验的方法有两大类:一是对偏度和峰度各用一个指标来评定,其中矩法效率较高;另一类是仅用偏度或峰度一个指标来综括评定,W 检验效率较高,它适用于样本含量少于100的数据,有表可查,较为简便。在统计分析软件中,常用的正态性检验方法包括P-P图、Q-Q图、W 检验等。

为了适应某些统计分析对的正态性要求,可以通过数据正态性转换将数据的偏态分布转换成正态分布或近似正态分布。数据正态性转换的方法很多,要根据数据的分布特征,选择合适的数据转换方法。常用的数据正态性转换方法有对数变换、平方根变换和倒数变换等。对数变换适用于服从对数正态分布的资料(原始数据的效应是相乘时),部分正偏态分布资料,各组的均数与标准差成比例或变异系数接近的资料。平方根变换适用于服从泊松(Poisson)分布的资料(各样本方差与均数近似相等的资料),轻度偏态分布资料,样本方差与均数呈正相关的资料,观察单位为率的资料。倒数变换适用于数据两端波动较大的资料,方差与均数的平方呈正比的资料,并且其往往要求资料中没有接近或小于0的数据。

四、数据缺失值处理

缺失值是指数据集中某个或某些变量的值是缺失的,会造成数据的聚类、分组或截断。在统计分析中,数据库变量的测量结果缺失是一种常见的现象。缺失值产生的原因多种多样,如在调查中被访人拒绝透露相关问题的答案,或者回答的问题是无效的,或者数据录入人员失误漏录了数据等。缺失值从缺失的分布来讲可以分为完全随机缺失、随机缺失和完全非随机缺失。完全随机缺失是指数据的缺失是随机的,数据的缺失不依赖于任何不完全变量或完全变量。随机缺失是指数据的缺失不是完全随机的,即该类数据的缺失依赖于其他完全变量。完全非随机缺失是指数据的缺失依赖于不完全变量自身。

对于缺失值,通常的处理方法有直接剔除法和填补缺失值。直接剔除法是指删除存在缺失值的个案,仅用无缺失的数据进行分析。直接剔除法的优点是简单直接、效率高;缺点是会牺牲大量数据,当缺失数据比例较大时,特别是缺失数据非随机分布时,直接删除可能导致数据分布发生偏离,模型出现偏差。因此,直接剔除法适用于数据集十分大且缺失数据不多的场景。填补缺失值是以最可能的值来填补缺失值,比全部删除不完全样本所产生的信息丢失要少。常用的填补缺失值方法包括简单填充、聚类填充和拟合缺失值等。简单填充法包括均值、中位数、众数填充,数值型变量用平均值或中位数填充,分类型变量用众数填充。聚类填充是指聚类后,对一类中的缺失值,使用该类中的样本均值进行填充。拟合缺失值是利用其他变量做模型的输入,对缺失变量的数值进行预测;常用的是回归预测,对于包含空值的对象,将已知数据集带入回归方程来估计预测值,并以此预测值来进行填充。

缺失值填补是为了在数据挖掘过程中不放弃信息而采用的人为干涉缺失值的手段,无论是哪种处理方法都有局限性,都可能影响变量间的相互关系。研究人员在对不完备信息进行填补处理时,会或多或少地改变原始数据的信息系统,对统计分析存在潜在的影响,所以对缺失值的处理一定要慎重。通常情况下,除非因缺失导致样本量太小,或者有些统计分析方法要求不能有缺失值,一般不建议研究人员对缺失值进行填充。

第四节　数据的统计分析

数据统计分析就是根据研究目的、研究设计、研究内容、指标变量、数据类型和数据分布类型等,计算有关指标,阐明事物的内在关系和规律。统计分析包括统计描述和统计推断,本节将对常用的统计描述和统计推断方法进行简要的介绍。

一、统计描述

统计描述是指由统计指标、统计表、统计图等方法,对资料的数量特征及分布规律进行测定和描述,不涉及由样本推论总体的问题,就是个体的观察值来计算和描述样本的统计量。统计描述包括定量数据的统计描述和定性数据的统计描述。定量数据的统计描述包括集中趋势和离散趋势描述,以及正常值范围和总体可信区间的估计。定性数据的统计描述包括发病率、病死率、罹患率、保护率,以及构成比、百分比、死亡比等。

（一）描述集中趋势的指标

集中趋势的描述指标主要包括算术均数、几何均数、中位数、百分位数等。其中,算术均数最适于对称分布资料,特别是正态分布资料。但对于偏态资料,均数不能较好地反映其集中趋势。几何均数适合于等比资料,如抗体平均滴度和对数正态分布资料。中位数是将一组数据按从小到大的顺序排列,位置居中的数即是中位数。中位数常用于描述偏态资料,有不确定值资料的集中趋势。百分位数用于描述某个观察序列在某百分位置上的水平,50％分位数就是中位数,25％、75％分位数称"四分位数"。四分位数常用于确定参考值范围,亦称"正常值范围"。均数应用时需要注意的是,算术均数适用于单峰对称分布的资料,几何均数适用于对数变换后单峰对称的资料。

（二）描述离散程度的指标

描述离散程度的指标主要包括极差、标准差、方差、四分位数间距等。离散程度的描述指标中,极差和全距是描述数据分布的范围,极差大说明数据分布较分散。方差是实际值与期望值之差平方的平均值,而标准差是方差的平方根。四分位数间距中,下四分位数,即第25百分位数,常用QL表示;上四分位数,即第75百分位数,常用QU表示。变异系数是为了消除测量尺度和量纲的影响,如果两组数据的测量尺度相差太大,或者数据量纲不同,直接使用标准差来进行比较不合适,此时就应当消除测量尺度和量纲的影响。而变异系数可以做到这一点,它是原始数据标准差与原始数据平均数的比值。

在具体的数据分析中,通常需要同时利用集中趋势和离散趋势的指标来进行描述。比如"均数±标准差""中位数±四分位数间距"都是常用的描述性分析指标。通常情况下,变异度小,则均数代表性好;变异度大,说明数据分散,则均数代表性差。均数所表示的集中性和变异度所表示的离散性,则是从两个不同的角度阐明定量数据资料的特征。

二、假设检验

假设检验是用来判断样本与样本、样本与总体的差异是由抽样误差引起还是本质差别造成的统计推断方法。显著性检验是假设检验中最常用的一种方法,也是一种最基本的统计推断形式,其基本原理是先对总体的特征做出某种假设,然后通过抽样研究的统计推理,对此假设应该被拒绝还是接受进行推断。常用的假设检验方法有 t 检验、u 检验、F 检验(方差分析)、卡方检验等。

(一)t 检验和 u 检验

t 检验和 u 检验是数值变量资料假设检验的最基本最简单方法,仅适用于两个样本均数的比较。t 检验的应用条件是样本含量较小($n<30$)、正态分布总体的随机样本和两总体方差齐。u 检验的应用条件是样本含量较大($n>30$),或样本含量虽小但总体标准差已知时,样本均数与已知总体均数的比较和成组设计两大样本均数的比较。因此,这两种方法常用于样本均数与已知总体均数、配对设计资料、成组设计资料两均数间差异的统计学检验。

(二)F 检验

F 检验又称为"方差分析",是用于两个及以上样本均数差别的显著性检验的方法。方差分析的应用条件是各样本须是相互独立的随机样本,各样本均来自正态总体,相互比较的各样本所来自的总体其方差相等(独立、正态、方差齐)。方差分析常用于:两个或多个样本均数间的比较;分析两个或多个因素间的交互作用;回归方程的假设检验;方差齐性检验;完全随机设计资料的"处理间变异＋组内变异"；"配伍组设计资料的处理间变异＋配伍组间变异＋内变异"；多个样本均数间的两两比较(q检验，SNK法)；多个实验组与一个对照组均数间的比较(q'检验，Dunnett t检验)。

（三）卡方检验

卡方检验是一种在分类资料统计推断中应用的假设检验方法，包括率或构成比比较的卡方检验。在分类变量资料中的应用包括推断两个及两个以上总体率或构成比之间有无差别，两种属性、两种特征或两变量间相关关系是否存在，频数分布的拟合优度检验，四格表资料的卡方检验($n_1+n_2>40$，各格 $T>5$)，RXC 列联表的卡方检验(多个率及多组构成比)，配对资料的卡方检验，组内分组资料的卡方检验(逐级分组或 K 层组内分组设计资料)。但是，如果有一格 $T<1$ 或者 $n<40$，那么就需要用 Fisher 精确概率检验法。

（四）秩和检验

上述三种假设检验方法都是参数检验，是指当总体分布已知(如正态分布)，根据样本数据对总体分布的统计参数进行推断。但是，在总体方差未知或知道甚少的情况下，需要采用非参数检验，是利用样本数据对总体分布形态等进行推断的方法。由于非参数检验方法在推断过程中不涉及有关总体分布的参数，因而得名为"非参数"检验。非参数检验经常适用的条件是等级顺序资料、偏态资料、未知分布类型的资料，以及比较的各组变异度相差较大，但方差不齐且不易变换达到齐性的资料。非参数检验最大的特点是适用范围广，但其统计效率要比参数检验低。最常用的非参数检验方法为秩和检验，通过将所有观察值按照从小到大的次序排列，按照次序编号，称为"秩"或"秩次"，对两组观察值分别计算秩和进行检验。

三、相关分析

相关分析是研究两个或两个以上处于同等地位的随机变量间的相关关系的统计分析方法。例如，人的身高与体重之间以及空气中的相对湿度与降雨量之间的相关关系，就是相关分析研究的问题。相关分析与回归分析之间的区别是：回归分析侧重于研究随机变量间的依赖关系，为确定性关系，各指标之间有自变量与因变量之分，可用自变量来预测因变量；相关分析侧重于发现随机变量间的种种相关关系，为非确定性关系，各指标之间无自变量与因变量之分。二者均为研究两个或多个变量间关联性的方法，回归方程斜率系数的平方根就是相关系数，所以在回归分析之前进行相关分析有一定的意义。

相关分析包括直线相关分析、典型相关分析、单相关分析、复相关分析、偏相关分析等,最常见的是两变量的相关分析。两个变量之间的相关程度通过相关系数r来表示,相关系数r的值在-1和1之间。两个变量正相关时,r值在0和1之间,散点图是斜向上的,这时一个变量增加,另一个变量也增加;负相关时,r值在-1和0之间,散点图是斜向下的,此时一个变量增加,另一个变量将减少。r的绝对值越接近1,两变量的关联程度越强;r的绝对值越接近0,两变量的关联程度越弱。

在做相关分析之前,通常先绘制散点图,以直观考察变量之间的真实变化关系情况。分类变量关联强度分析常用的方法包括病例对照研究时采用比值比(OR)和队列研究时采用相对危险度(RR)。连续型变量的相关分析常用的方法包括波尔逊(Pearson)相关和斯波尔曼(Spearman)相关。在两个变量均为连续型变量的情况下,如果是大样本,且服从双变量正态分布,则用Pearson相关做统计分析;如果是小样本,或两个变量不服从双正态分布,则用Spearman相关进行统计分析。在两个变量均为有序分类变量的情况下,用Spearman相关系数进行分析,或者肯德尔(Kendall)相关计算等级相关系数。当一个为有序分类变量,另一个为连续型变量时,则采用Spearman相关系数进行统计分析。

四、回归分析

回归分析是确定两种或两种以上变量间相互依赖的定量关系的一种统计分析方法。回归分析按照涉及的自变量的多少,分为一元回归分析和多元回归分析;按照因变量的多少,可分为简单回归分析和多重回归分析;按照自变量和因变量之间的关系类型,可分为线性回归分析和非线性回归分析。

在统计分析中,回归分析是一种预测性的数学建模技术,研究的是因变量(目标)和自变量(预测器)之间的关系。具体来讲,回归分析从一组样本数据出发,确定变量间的定量关系式,对这些关系式的可信度进行各种统计检验。它可以从影响某一变量的诸多变量中,判断哪些变量的影响具有显著性,哪些不具有显著性,寻求有关联的变量之间的定量关系,进而利用求得的关系式进行预测和控制。回归分析通过建立因变量(结果变量)与自变量(解释变量)之间定量关系的数学模型,将研究的问题具体化。在卫生管理研究领域,常用的回归分析方法主要包括线性回归、Logistic回归、主成分分析、因子分析、路径分析、断点回归和间断时间序列分析等。各种回归分析方法都有其适用条件,在选用时应严格把握,充分考虑所分析的资料是否符合其适用条件。

（一）线性回归

线性回归是利用数理统计中回归分析,来确定两种或两种以上变量间相互依赖的定量关系的一种统计分析方法,运用十分广泛。在统计学中,线性回归是利用称为"线性回归方程"的最小平方函数对一个或多个自变量和因变量之间关系进行建模的一种回归分析。这种函数是参数的线性组合,回归系数即模型参数。普通线性回归要求自变量 X 和因变量 Y 都必须是连续型变量。然而,在进行多元线性回归分析时,如果自变量中含有分类变量,且因变量为连续型变量,那就需要采用广义线性回归。广义线性回归是将线性回归分析原理和方差分析原理结合起来的一种线性回归分析方法,扩大了线性回归分析的应用范围。

（二）Logistic 回归

线性回归要求因变量是连续性变量,且自变量和因变量呈线性关系。如果因变量为分类变量,模型参数不是线性的,也不能通过数据转换的方法变为线性的,则要采用非线性回归分析。Logistic 回归模型是最常见的非线性回归分析,对因变量的分布没有要求,用于因变量是离散的分类变量情况,可以得到自变量边际作用的真正大小,也就是 OR 值。条件 Logistic 回归模型是在配对的情况下使用,非条件 Logistic 回归模型是在非配对的情况下应用,二者的主要区别在于参数的估计是否用到了条件概率。若自变量为连续型变量、有序分类变量或二分类变量,因变量为二分类变量,则采用二分类 Logistic 回归。若自变量为连续型变量、有序分类变量或二分类变量,因变量为有序多分类变量,有好坏高低之分,则采用有序多分类 Logistic 回归。若自变量为连续型变量、有序分类变量或二分类变量,因变量为无序多分类变量,没有好坏高低之分,则采用无序多分类 Logistic 回归。

（三）主成分分析与因子分析

当研究的自变量比较多时,且要研究多个自变量的内部从属关系,并降低自变量的维数,或者寻找综合指标时,常用的方法有主成分分析和因子分析。主成分分析是将彼此相关的一组变量转化为彼此独立的一组新的变量,用其中较少几个新变量综合反应原始多个变量中所包含的主要信息。因子分析是旨在寻找隐藏在多变量数据中、无法直接观察到,却影响可测变量的潜在因子,并估计其影响程度以及潜在因子之间的相关性的一种分析方法。二者的相同点是,都能够起到减少分析变量个数、梳理多个原始变量内在结构关系的作用,通过对变量间相关关系探测,将原始变量进行分类。这既可减少自变量个数,起到降维的作用,又尽量不损失或少损失信息。二者的区别是,主成分分析重在综合原始变量的信息,寻找主要影响因素;而因子分析重在解释原始变量间的关系,提取公因子。

(四)路径分析

路径分析是用以探讨多重变量之间因果结构模式的统计技术,是一种验证性的统计分析而非探索性的探索研究;由一系列的回归分析所组成,借用回归方程式的原理,根据变量间的理论架构,将不同的方程式加以组合,形成结构化的模式。在卫生管理研究领域,常用路径分析来验证变量之间因果推断的中介效应(中介作用)和调节效应(中介作用)。中介效应是指自变量 X 对因变量 Y 的影响是通过中介变量 M 实现的,即 M 是 X 的函数,Y 是 M 的函数($Y-M-X$)。调节效应是指若因变量 Y 与自变量 X 的关系是变量 M 的函数,则称"M 为调节变量",即 Y 与 X 的关系受到第三个变量 M 的影响。结构方程模型是一种广义的路径分析方法,也可以说路径分析是结构方程模型的一部分。完整的结构方程模型包含两部分:一是测量模型,研究因子和指标的关系,即验证性因子分析;二是因果模型,也就是路径分析,研究的是因子之间的关系。结构方程模型可以替代多重回归、路径分析、因子分析、协方差分析等方法,清晰分析单项指标对总体的作用和单项指标间的相互关系。

(五)断点回归和间断时间序列分析

在卫生管理研究领域,进行政策和项目干预效果评估时,经常会用到断点回归和间断时间序列分析。断点回归的主要思路是研究样本连续、随机分布在临界值附近,小于临界值的样本作为控制组,大于临界值的样本作为实验组,通过比较控制组和实验组的差别来研究干预变量和结果变量之间的因果联系,即干预变量断点局部的干预效果。断点回归中,干预变量可以是时间(如年龄)、地区边界、考试分数、政策阈值等任何带有临界值性质的变量。间断时间序列分析主要用于常规收集时间间隔相等点的干预前后指标的比较,通过对干预实施前和实施后两个时间段进行线性回归分析,分析干预因素作用的水平改变和斜率改变,应用间断线性回归模型进行数据分析。二者的区别在于,断点回归的评估政策可以是任何将样本分为两组的政策变量,如地区分界、时间等;间断时间序列分析的政策可以多种多样,干预变量是政策实施或事件发生的具体时间点。

通常情况下,回归分析的基本步骤包括:①确定变量:也就是要明确因变量和自变量。研究人员通过明确预测的具体目标,可以确定因变量;通过理论分析和查阅资料,寻找与预测目标的相关影响因素,可以确定自变量,并从中选出主要的影响因素。②建立回归模型:依据自变量和因变量的统计资料进行计算,在此基础上建立回归分析方程,即回归分析预测模型。③进行回归分析:对具有因果关系的影响因素(自变量)和预测对象(因变量)所进行的数理统计分析处理,只有当变量与因变量确实存在某种关系时,建立的回归方程才有意义。④计算预测误差:回归预测模型是否可用于实际预测,取决于对回归预测模型的检验和对预测误差的计算。回归方程只有通过各种检验,且预测误差较小,才能将其作为预测模型进行预测。⑤确定预测值:利用回归预测模型计算预测值,并对预测值进行综合分析,确定最后的预测值。

第五节 统计分析应注意的事项

统计分析在科研工作中占有非常重要的地位,大部分科研工作都离不开统计分析。统计分析方法的选择和应用将直接影响科研结果与结论的质量。统计学博大精深,对卫生管理研究人员而言,统计学是一个很实用很强大的工具。然而,很多研究人员对大多数统计分析方法只是粗略地知道应用方法,并不能做到很好地理解和掌握。因此,本节将介绍统计分析中通常需要注意的一些事项,供研究人员更好地理解和应用统计学与统计分析方法。

一、对样本量的要求

统计学是对研究样本进行抽象归纳的科学,没有足够的样本量就不可能得出正确的结论。统计方法对样本量有相应的要求。对于数值变量来说,样本量至少要大于7例才有统计学意义,一般要大于30例(小于30例称为"小样本"),最好大于100例;对于分类变量来说,样本数量要大些,至少要大于30例,一般要大于100例。这些只是经验要求,具体样本量可根据公式进行推算。一般情况下,纳入统计分析的变量数越多,要求样本量越大。四格表的卡方检验要求样本量大于40,方格中理论数大于5,若不符合则用校正卡方检验或精确概率法。行列表的卡方检验要求理论数均大于1且小于5者不超过表中数的五分之一,若不符合则改用其他方法,或者适当地合并分组分类。正常值范围的确定时,样本量应尽可能多于100例;如需分组者,则各组人数也是如此(标本来源困难时可酌情减少)。

二、应遵循的原则

研究人员进行统计分析,应遵循以下几项原则:①忠实于原始数据:科研过程中,应尽量通过科学的设计和严格的质量控制措施,控制系统误差。任何篡改研究数据的行为,不管出自什么目的,都违背科学精神。②重视数据整理过程:保证被分析数据的正确性,与获得的客观结果尽可能保持一致,控制信息偏倚,使原始数据经过编码、转换、重新赋值后符合进一步统计分析的需要。③选择合适的统计方法和指标:取决于数据及其分布的类型,必要时要进行数据转换、正态性检验、非参数统计、分析指标选择。④科学合理地解释统计分析结果:联系到因果联系的推断过程,统计学检验仅在一定程度上排除了机会联系,还应进一步排除虚假联系。

三、分析结果的合理解释

数据的统计分析并不是研究工作的最终目的,而是通过统计学分析为研究结论提供依据或线索。因此,对数据做统计分析后,研究人员要正确把握统计学术语,对结论进行科学的分析和解释。一般来说,要从统计学、逻辑学和生物医学三个方面科学、合理地解释数据统计分析结果,正确认识统计学联系和因果联系的区别,并应用因果关系判定的标准进行评判。研究人员应从抽样的随机化程度和样本含量两方面解释样本的代表性,合理分析抽样误差和选择性偏倚对研究结果的影响;应推算抽样总体指标的95%CI,用样本资料推断总体可能的范围;应正确区分统计意义与专业意义,具有统计意义并不一定在专业上有意义;应正确认识P值大小和统计学意义,统计学显著性不应误解为组间差异很大或在医学上有很显著的价值。

四、分析结果的正确表达

研究人员不能未对数据进行统计处理,仅根据实际数据的大小,凭经验得出某组与另一组之间的差别有显著性的结论。研究人员在进行统计分析时,不仅要介绍所选用的统计分析方法,而且要给出关键统计量的具体值和P值;各数据的书写必须前后一致,总数应等于各分组的数据之和;对不同指标,有其不同数据精度的要求,应结合专业知识加以判断;测定数据的书写,不能超越其测量仪器测试的精确度范围;同一指标变量的前后数据应保持相同的精确度;未经统计检验,不能得出比较结果的推断性结论;想要比较时,也应注意可比性。应用统计分析的目的是通过研究样本推断总体,如果研究结论不能适当外延,则该项研究毫无意义。

五、回归分析应注意的事项

回归分析的前提是存在因果关系。如果变量之间不存在因果关系,那么应用回归分析法就会得出错误的结论。研究人员应通过定性分析判断现象之间的依存关系,应用合适的数据资料,对求得的回归方程的可信度进行检验,并避免回归预测的任意外推。一般情况下,缺少常数项的回归可能使得到的系数有偏倚。研究人员对回归分析结果进行解释时,应注意混杂因素的影响。任何一种现象的发生都不是单纯的,会受多种因素的影响。混杂因素应在研究之前通过研究对象选择、设立对照、随机、匹配、双盲法等进行控制,但如果研究人员事先没有良好设计,则可通过合适的统计分析方法进行控制。如果资料内部构成不同,存在混杂因素,研究人员则可通过分组比较或标化处理。

思考题

1.什么是统计分析?其主要包括哪几种类型?

2.常用的假设检验分析方法有哪些?其应用条件分别是什么?

3.常用的多因素回归分析方法有哪些?其应用条件分别是什么?

4.统计分析中常见的注意事项有哪些?

第八章　研究报告与研究论文撰写

　　根据研究方案的设计,研究人员当完成数据资料的收集、整理和分析后,接下来的任务就是把研究结果和研究发现以恰当的形式表达出来,让更多的人阅读、了解和使用研究成果,从而推动实践进步和学科发展。对于一项具体的卫生管理研究来说,研究报告与研究论文是研究成果表达的最常用形式。研究报告与研究论文撰写的好坏,将直接影响科研成果的交流及社会和学科的发展。因此,研究人员要高度重视研究报告与研究论文的撰写,根据不同的目标和要求,将研究结果以合适的形式表达出来。本章首先对研究报告与研究论文的概念、撰写目的、基本要求等进行阐述,然后分别对研究报告与研究论文的撰写方法做具体的讲解,最后对研究论文的常用写作技巧进行简要介绍。

第一节　概　　述

　　研究人员要想撰写好研究报告与研究论文,首先要明白研究报告与研究论文是什么,研究报告与研究论文的撰写目的是什么,研究报告与研究论文撰写的基本要求是什么,这些是确保研究报告与研究论文撰写质量的基本前提。

一、基本概念

　　研究报告是根据研究的资料写出的反映客观事实的书面报告,主要通过文字、图表等形式将研究的过程、方法和结果表现出来。研究报告要告诉读者该研究是如何实施的、获得了哪些结果,以及这些结果对认识和理解所研究问题的理论价值与实际意义。研究报告是调查与分析、实践与理论、客观与主观相结合的实用性问题,便于阅读和理解。卫生管理科研工作大多是以课题的形式具体开展的,课题是为解决卫生管理学科专业问题,形成有具体目标、具体设计和实施方案的科学研究最基本单元,是撰写研究报告的基础。

研究论文是科研工作者通过科学的思维、严谨的态度、书面的语言、恰当的方式,准确概括科研过程,客观表达研究结果和主要发现的专业性、论证性文章。研究论文要有论点和论据,论点是论文中提出的假设所包含的观点,论据是通过现场调研等方式所得的材料及结果。卫生管理研究论文有其特定的研究和描述对象,在写作上有特有的规律,通常是依据或运用基本的理论,在研究人员观察和分析具有科学研究价值现象的基础上,剖析事件客观的逻辑规律,阐述科学观点并指导科学实践的科学论证文章。

二、撰写目的

研究报告和研究论文虽然文体有所区别,但都是研究结果的表达形式,二者的撰写目的和意义基本上是一致的,主要包括以下几个方面:

(一)总结科研成果与实践经验

研究报告和研究论文都是对科学研究和实践过程的系统总结,是科学研究的组成部分,也是科研工作最后的重要阶段。研究报告和研究论文都能总结科学研究中的新问题、新发现,并能上升到理论高度。它们既可以丰富相关领域的知识宝库,为相关研究提供参考,或用于指导实践工作,又可以为相关部门制定相关政策提供理论依据和智力支持。

(二)促进学术交流与学科发展

研究报告和研究论文可以通过期刊、大众媒介、学术会议等多种形式传播、交流和推广科研成果与发现,让更多的同行共享研究经验和成果,从而提升人们的知识水平和实践技能,进而发挥其社会功能,并贮存学科信息,启迪学术思想,促进学科进步与发展。按照公认惯例,科学成果的首创权,必须以研究论文或研究报告的形式刊载在学术期刊或书籍上,才能得到公众承认。

(三)提升学术水平与专业能力

研究报告和研究论文是反映研究人员学术水平和专业能力的重要标志,也是研究人员对学科发展和专业实践贡献大小的衡量标准。通过研究报告和研究论文的撰写与发表,能够提升研究人员的学术水平、专业能力以及影响力,促进人才的培养与发展。研究报告和研究论文撰写与发表的数量和质量,是业绩考核、评先评优、职称评定、人才评选等方面工作的重要依据和衡量指标。

三、基本要求

科学研究要体现思想性、创新性、科学性、严谨性、实践性和可重复性,研究报告和研究论文都是科研总结的高级形式。虽然研究报告和研究论文的格式和写法不太一样,但都必须客观、真实地反映科学研究的方法、过程和结果。研究人员在撰写研究报告和研究论文时都必须遵循以下几个基本要求:

(一)研究报告和研究论文要具有科学性

科学性是研究报告和研究论文的根本特点,是衡量和评价其质量高低的重要标准。研究人员必须本着科学的态度,运用科学的原理,透过客观事实的表象,如实地反映客观事物的本来面目。科学性主要表现在真实性、准确性、逻辑性、重复性等方面。真实性就是实事求是,研究人员的选题要有足够的科学依据,设计严谨、周密、合理,取材确凿可靠、客观真实,研究方法先进、准确,研究结果要忠实于原始资料。准确性是指选题准确、内容准确、数据准确、引文与用词准确以及论点客观准确。重复性是指整个调查过程和数据结果经得起任何人重复论证,可得出相同结果。逻辑性是指研究报告和论文均是靠严格的科学论据和逻辑推理来阐述问题的,要求论文概念明确、条理清晰、结构严谨、数字正确,整个论文前后呼应、自成系统。

(二)研究报告和研究论文要具有创新性

创新性是研究报告和研究论文的核心和灵魂,是衡量其质量高低的主要标准,是其科研价值的重要体现。创新性要求研究报告和论文的学术内容、研究方法、理论或实践水平都优于或有别于已有研究。创新可以是前所未有的开创性工作,也可以是在前人工作的基础上有所发现、有所创造和有所进步。通常情况下,基础研究要有新的突破和新的发现,提出新的见解,得出新的结论和创建新的理论;应用研究要有新技术、新产品、新工艺和新方法。卫生管理研究报告或论文应抓住卫生事业发展的新动向和新问题,通过调查研究得到的新发现,提出新观点,形成新结论。

(三)研究报告和研究论文要具有实用性

实用性即实践性,是指研究报告和研究论文的实用价值,通过科研工作,解决学科实践中存在的实际问题。衡量研究报告和研究论文的实用价值主要是看其社会效益和经济效益,看其研究思路、方法及结论能否为同行提供参考或者效仿使用;看其理论可否用于指导卫生事业改革与发展的实践,能否推广应用;看其方法技术是否为现实所需,能否有助于解决实践中的某些关键问题。

凡是具有实用价值的研究报告与研究论文,一旦公开发表,就能产生社会效益和经济效益,并具有较高的科学价值和社会价值。

(四)研究报告和研究论文要具有规范性

研究报告和研究论文都是为了传播交流或者储存科技信息,以便他人学习和参考,因此要具有良好的规范性。随着文献信息的存储、检索和传递的计算机化,研究报告和研究论文标准化的问题越来越受到国内外的普遍重视。研究报告和研究论文写作已经逐渐形成了相对固定的格式,并趋于统一化、规范化。研究报告和研究论文应结构严谨、层次分明,文字表达要准确、精练、语法正确,标点符号要使用恰当。这可使读者用较少的时间和精力就能够理解全文的内容,获得最多的知识和信息。

第二节　研究报告的撰写

研究人员在撰写研究报告时,既要了解研究报告的类型,又要了解研究报告的基本格式,同时要熟悉撰写研究报告的程序和技巧。在卫生管理研究领域,主要的研究报告类型包括定量研究报告、定性研究报告、综合性研究报告、专题性研究报告、应用性研究报告和学术性研究报告等。本节将首先介绍研究报告的类型,然后介绍研究报告的基本格式,最后介绍如何撰写研究报告。

一、研究报告的类型

研究报告的形式,根据研究选题、研究对象、研究目的、研究内容和阅读对象等不同而分为不同的类型。其按照研究资料收集方式和性质的不同,分为定量研究报告和定性研究报告;按照调查内容和对象范围的不同,分为综合性研究报告和专题性研究报告;按照研究目的和性质的不同,分为应用性研究报告和学术性研究报告。

(一)定量研究报告和定性研究报告

定量研究报告是基于数据资料统计分析的结果与讨论,具有数理化、表格化、逻辑性强等特征,格式相对规范和固定。定量研究报告的优点包括:①可以比较深入细致地描绘事物的各个方面;②可以展现事物之间的联系和变化的过程;③可以将研究人员的反思和思想变化的过程清楚地表现出来。其缺点是研究人员在写研究方法时往往对研究对象的描述占很大篇幅,如处理不当会出现资料泛滥、堆砌,成为缺少思想的浅白叙述。

定性研究报告主要以对文字材料的描述和定性分析为主要内容,具有形式灵活多样、主观色彩相对浓厚等特征,无严格的规范,也无规定的格式。以案例分析为主的研究报告需要在描述中结合具有理论洞察力的分析,以访谈为主的研究报告要能从资料中提炼出具有概括力和生命力的观点或概念。定性研究报告的优点是研究对象有比较清楚的分类,研究资料能比较好地体现在分类概念之下,易于让读者把握重点;其缺点包括:①在资料分类和概念化的过程中容易丧失很大一部分生动、具体的信息;②能否提炼出好的概念对文章的质量起决定性的作用,而且容易出现概念和资料不能对等的状况。

(二)综合性研究报告和专题性研究报告

综合性研究报告是指对调查对象的基本情况和发展变化过程进行比较全面、系统、完整、具体反映的调查报告。这类调查报告一般着重分析研究对象整体的基本状况,研究带有共性的问题,提出具有普遍意义的建议。综合性研究报告一般有三个特征:①对调查对象的基本情况进行较为完整的描述,研究内容所涉的范围比较广泛;②对调查对象的发展变化情况做纵向和横向两方面的介绍;③以一条主线来串联庞杂的具体材料,使整篇报告形神合一,达到清楚地说明调查问题的目的。

专题性研究报告是指围绕某一特定事物、问题或问题的某些侧面而撰写的调查报告。这类调查报告的特点是内容比较专一,问题比较集中,篇幅一般都比较短小,依据材料不及综合性调查报告那么广泛,反映问题也不及综合性调查报告普遍,但能够帮助有关部门及时了解和处理实际中急需解决的具体问题。

(三)应用性研究报告和学术性研究报告

应用性研究报告是以解决实际问题为主要目的而撰写的研究报告。这类研究报告又可分为以下四种:

(1)基本情况研究报告:是在深入、系统地调查研究对象基本情况后写出来的,目的主要是认识和了解研究对象的现状。

(2)部门政策研究报告:主要是为相关部门政策的制定和执行服务的。

(3)经验总结研究报告:是以总结、推广先进经验为目的,对于推广先进典型、指导同类工作都具有重要意义。

(4)问题分析研究报告:揭露现实生活中存在的突出问题,以引起社会的重视,为有关部门了解情况、解决问题提供依据。

学术性研究报告是以揭示研究某种事物或现象的本质及其发展规律为主要目的而撰写的研究报告。这类调查报告通过对现实问题的调查和研究,来对客观事物或现象进行科学的理论概括和说明。学术性研究报告一般包括前言、方法、结果、讨论、结论等部分。

二、研究报告的格式

研究报告的格式,也就是研究报告应包含的内容结构,与研究类型及报告类型有密切关系。尽管用于不同目的、不同场合的研究报告在形式上会有个别的差异,但基本上都是从所探讨的问题出发,到研究所得到的结论和意义结束。因此,各种类型研究报告的基本结构和内容仍存在着共性,有一定规律可循。研究报告在内容结构上通常由题目、前言、方法、结果、讨论与结论等组成,有的研究报告还有附录、参考文献、注释等。

(一)题目

题目是对研究报告的高度概括。通常说"题好一半文",认真的研究人员在研究报告的标题上都要下一番功夫,仔细琢磨、反复推敲研究报告的题目。研究人员在撰写研究报告的题目时要注意三点:①题目要与报告主题相吻合;②题目要文字简洁,一目了然;③题目要尽可能具有吸引力。

(二)前言

前言又称为"引言"或"导言",是说明研究什么问题和为什么研究该问题,一般包含三个方面的内容:①研究背景和研究目的;②研究的问题及其界定;③研究意义。

(三)方法

方法部分是说明研究设计、研究对象、研究方式、统计分析等,主要包括四个方面的内容:①研究方式和研究设计;②界定研究对象;③资料收集的方法和过程;④资料的分析方法。

(四)结果

研究报告中,结果要说明通过研究发现了什么,是对数据资料的分析,通常用文字、统计图表等来展示。

(五)讨论

讨论通常与结论一起写,主要是说明研究结果具有哪些意义,探索从中能够得出的新发现或者规律,从而得出研究结论。讨论部分还可以说明本研究的不足、结论的推广度等。

（六）参考文献

列出研究报告中主要引用的著作、论文和网上文献的标题及来源,标准格式与研究论文参考文献的格式类似。

（七）附录

列出研究过程中所使用的调查问卷、测量量表、访谈提纲等工具,以及其他与内容相关的部分资料。

三、研究报告的撰写

研究报告是以严谨的逻辑性、数据的真实性、结论的实证性和结构的规范性为主要特色。研究报告的撰写程序一般由确立主题、取舍材料、拟订提纲、撰写报告、修改报告等过程组成。

（一）确立主题

研究报告的主题是报告所要阐述的中心问题和中心思想,是整个报告的灵魂。主题是否有价值,是否能引起人们的重视,对研究报告具有决定性的意义。研究人员只有明确了研究的主题之后,才能围绕主题组织材料、收集数据、建构全文。研究范围和研究主题是两个既有区别又有联系的概念。研究范围是一个相对宽泛的概念,只有逐步剥离、细化,才能从中分离出一个明确的有价值的主题。这是一个艰难的选择过程,需要研究人员有独特的眼光,需要结合研究人员的专长,需要在文献、理论和资料之间反复斟酌。

（二）拟订提纲

在确定主题后,就应该构思研究报告的整体框架,进一步转化成撰写提纲。提纲在整个研究报告中起着架构的作用,有了框架结构,才能把调查和分析的结果填进去,层次分明地表达出研究的核心观点。提纲中引言、方法等部分相对固定,变化不大,拟订提纲主要是针对结果和讨论部分。撰写提纲的作用主要是厘清思路,明确撰写内容,安排好整体结构,为实际撰写做好准备。拟订提纲的方法是对研究的结果和讨论部分进行分解,并将分解后的每一部分具体化。一般来说,先订定粗提纲,把研究报告的几大部分定下来,然后再充实详列,形成细提纲。

（三）选择材料

研究收集的资料和撰写研究报告真正应用的资料并不是完全一致的。研究收集的资料并不一定都是报告撰写所需要的,因此研究人员需要在制定撰写提纲后,根据提纲中搭建的框架结构来取舍材料,以明确和突出研究主题及核心内容。如果将研究资料堆积在研究报告中,则会导致整个研究报告的主题不够突出,使人不得要领。报告所用的材料通常有两种形式,一种是研究过程中获得的各种数据、案例、访谈记录等客观材料,另一种是在这些客观材料基础上通过分析、综合、概括所形成的观点、认识、建议等主观资料。

(四)撰写报告

前面三个步骤已经使研究报告初具雏形,随后研究人员要做的就是采用适当的文字将上述相关内容组织在一起,使其更加自然、协调。报告撰写时要从头到尾一气呵成,不要纠结于细枝末节,使报告在整体思想、结构体系、内容形式、行文风格等方面都保持一致,浑然一体。当报告撰写完成后,研究人员应再通篇反复阅读、审查,对每一个环节和每一处细节进行推敲、完善,不断丰富内容,提高研究报告的质量。在撰写研究报告时,应注意掌握好三个方面:①研究报告的框架结构要合理;②语言要通俗易懂;③灵活使用调查资料。

研究报告的撰写并非都是非常顺利的,在撰写过程中研究人员可能会发现新的问题或者产生新的想法,导致研究人员重新分析、整理和探讨研究的资料和数据。这种分析和探讨的结果可能又会导致一些新的发现或新的结论,又将会影响或改变研究报告的撰写过程。

第三节　研究论文的撰写

撰写研究论文,要对研究论文的类型有所了解。在卫生管理研究领域,常见的研究论文类型包括理论性论文、应用性论文、研究性论文、综述性论文等。本节将首先介绍研究论文的类型,然后介绍研究论文的基本格式和撰写研究论文的方法,最后介绍研究论文常用写作技巧。

一、研究论文的分类

对论文进行分类,是为了便于进行科学研究,不同领域不同学科的研究论文撰写的要求是不相同的。按不同的标准,研究论文有不同分类。其按照研究方式的不同,可分为研究性论文和综述性论文;按照研究内容性质的不同,可分为应用性论文和理论性论文;按照论文写作目的的不同,可分为期刊论文、学位

论文和会议论文。在卫生管理研究领域,常见的研究论文主要包括以下几种类型:

（一）理论性论文

这类论文研究对象是相关领域的知识、概念、理论,而不是实践规律。研究方法主要是在已有相关理论、思想的基础上,综合运用归纳、推演等推理方式,摆事实、讲道理,通过一系列抽象思维获得关于特定主题的认识,正面阐述作者的观点和见解。理论性论文的作者一般要具有相关学科的雄厚理论基础,通常不是刚刚涉足论文写作的初学者。

（二）应用性论文

这类论文关注实践,常在综合运用相关理论的基础上,对实践中热点、焦点、难点、疑点问题(尤其是新问题)进行分析,找出问题产生的原因,并提出具体的操作策略或建议。如果将理论性论文比作科学家进行的研究,那么应用性论文就更像是大师的作品,它旨在解决现实问题,推进理论研究向实践研究的转化。

（三）研究性论文

这类论文通常从理论或实践中的某一问题出发,通过实实在在的调查、访谈、实验等获取数据资料,对数据资料进行整理、加工与分析,将分析结果进行科学的呈现和表达。研究性论文必须包含大量的原始数据资料,"用数据说话"是此类论文的重要特点,通常研究人员所需要做的工作量是非常大的。研究性论文又称为"原创性论文",这类论文能够对相关领域的理论和实践研究起到巨大的推动作用。

（四）综述性论文

这类论文以他人研究成果为研究对象,所谓"综"就是归纳,必须对占有的大量素材进行归纳整理、系统介绍和综合分析,使同领域的研究成果更加层次分明、逻辑清晰。所谓"述"就是评述,要对所写主题进行较为全面、深入、系统的论述或评论,进而发表自己的见解。综述性论文可以帮助不熟悉某一研究主题的读者快速了解该主题的研究进展和发展现状。

二、研究论文的基本格式

对于研究论文的格式,国家标准局于1987年5月颁布了《科学技术报告、学位论文和学术论文编者格式》的国家标准(GB 7713—87),并于1988年1月开始实施。国内绝大多数杂志在贯彻这一标准的同时,结合不同专业的特点,形成了各自的稿约格式要求。根据国际通用标准和我国国家标准的一般规定,研究论文的基本格式一般分为三个部分:

(一)前置部分

前置部分包括论文题目、作者署名、作者单位、摘要、关键词。

(1)论文题目是全文的精髓、纲领和核心,是对论文内容的高度概括和总结,也是一篇论文最重要的信息点,可以提示中心内容、主要观点。

(2)作者署名是作者拥有著作权的声明,表明作者对论文负有责任,也便于他人联系。

(3)摘要是论文内容的梗概,是论文核心内容的高度浓缩,可以帮助读者浏览文献,迅速了解全文大意。

(4)关键词是指文章中出现频率依次最多的、反应论文中关键性专业术语信息的词汇,标引关键词有助于读者检索及图书索引。

(二)正文部分(主题部分)

正文部分包括前言、方法、结果、讨论与结论。

(1)前言是正文的起始部分,也称为"引言"或"导言",是在论文最前面的一段引导性文字,可以起提纲挈领的作用。

(2)方法是对整个研究过程涉及的材料、对象、指标、数据收集方法、统计分析方法等方面的展示。读者可通过方法了解论文的科学性、先进性。

(3)结果是论文的核心部分,是对研究成果的描述,要求如实、准确地表达经分析处理的研究指标、实验数据或图像资料等,并分层次清晰表达出来。

(4)讨论是对研究结果进行科学的思考、比较、分析、论证,并加以推理,得出客观结论。

(三)后置部分

后置部分包括参考文献、附录、致谢等。参考文献是研究论文必不可少的组成部分,不仅反映论文起点的高低,而且说明作者跟踪国内外该领域前沿的程度。附录和致谢则根据情况在需要的时候撰写。

三、研究论文的撰写

(一)论文题目

论文题目要集中体现论文的观点、主要内容及特色,要能恰如其分地表达研究的范围和深度,要包括研究对象、研究因素和研究效应,要求含义确切、文字简练、字字斟酌。除公认通用的外,题目中不宜用简缩词或记号。题目既可以抛砖引玉,提出要解决的问题,又可以将重要方法及初步结论简明列出。题目与内容必须充分吻合,避免文不对题或题不对文的情况,同时切忌空泛或拖沓冗长。题目要求简明、扼要,充分反映文章要研究的内容,力求既能反映全文的中心内容又能突出其独创性或特色内容,引起读者的兴趣。因此,在撰写题目时,研究人员对所使用的每个字都要仔细推敲,力求题目能够达到以下要求:① 具体确切,表达得当;② 简短精练,高度概括;③ 概念术语,书写规范;④ 突出创新,力求醒目。

(二)作者署名

按照国家标准局颁布的《科学技术报告、学位论文和学术论文编著格式》的国家标准(GB 7713—87)的规定,研究论文的署名要遵循的原则包括按贡献大小署名、循名责实原则和文责自负原则。研究论文作者的署名,可以为个人署名或集体署名。署名作者必须是真正参与撰写工作的全部成员名单,作者署名的顺序应按照实际参与论文完成的贡献大小决定,所有署名均应告知并取得本人同意。要特别注意第一作者和通讯作者的关系,通常通讯作者对论文内容负责,第一作者是论文的主要执行者。在文后可采用致谢方式对研究工作的管理者,提出过某些建议、帮助或仅对论文进行修改、评价者,以及提供有关资料数据者表达谢意。对多中心协作研究课题的论文,可以署课题负责人的单位名称,全部作者可附录于文末。同时,应注明作者单位和通信地址,以便读者与作者联系。作者的一般状况、地址与邮政编码应在论文中列出,并按照杂志的要求和惯例来写。

(三)摘要

摘要需紧扣主题,简明、确切地记述论文的主要内容,重点突出,并能充分体现论文的创新之处。在卫生管理研究领域,国内期刊为四段结构式摘要,内容包括目的、方法、结果与结论。国外医学期刊为八段结构式摘要,内容包括目的、设计、地点、对象、处理方法、主要测定项目、结果、结论。撰写摘要时,目的要简要说明研究目的、目标及其重要性;方法要简述研究对象、研究设计、指标、资料的收集、统计分析方法等;结果要列出主要的、有意义的、或新发现的研究结果;结论必须是经过科学分析的研究结果,简要说明获得的结论或论点,及其理论或实用价值和可推广性。摘要非常重要,是对全文的高度概括和总结,最好放在最后完成。

（四）关键词

关键词选择是否得当，关系到该论文可能被引用的频率。关键词应尽可能使用公认的标准词语，多为名词或名词词组，通常3～6个，至少2个。关键词可以直接从论文题目和摘要中选出，一般情况下，关键词在题目中的出现率在85％以上，在摘要中的出现率在90％以上。关键词可以是干预手段或措施、研究对象、研究方案或方法。中文关键词之间相互空一格书写，不加标点符号；英文关键词每个词第一个字母要大写，关键词之间用逗号隔开。

（五）前言

首先，前言要对研究的问题进行总体交代，介绍定义、研究意义、研究前景以及目前国内外研究现状（是否还有未研究的空白点及进一步研究的价值）。其次，介绍本研究的目的及意义，同时应说明解决问题的主要思路和拟验证的假说。最后，可以介绍前期研究结果或条件技术优势，可能的预期成果。前言应简明扼要、开门见山，可以包括研究的意义、国内外研究现状、如何发现此问题、前期研究基础和初步预期研究结果。前言主要想说明为什么要从事这项研究，立题的理论或实践依据是什么，创新点何在，理论与实践意义是怎样的。

（六）方法

方法部分重点介绍研究对象与数据获得的步骤，包括研究设计类型、研究对象的确定、样本的选择、现场调查工具的设计与选择、数据分析与整合、预期结果等。方法部分的写作必须详细阐述研究步骤，以及每一个步骤采用的方法和实施过程。例如，调查工具的设计与选择，研究人员要说明是引用他人的调查工具还是自己设计，如果是后者则需要进行信度和效度的验证。统计分析方法的写作内容包括明确用什么方法、分析什么，对于不同的数据类型进行怎样的分析与检验，利用的统计分析模型是什么、适用条件怎样等。方法的写作要求是具备真实性、细节性和科学性。

（七）结果

结果是结论产生的基础，应力求准确、实事求是，一般的展示方式为文字、统计图表、插图等。研究人员撰写结果时，要抓住主要的特征性结果，不要罗列所有的研究指标；所写结果均要围绕研究的主题，有逻辑、有层次地展开；要客观报告研究中积累的资料、数据，不加作者的任何评论；不能改动或剔除某些资料和数据，合理利用丢失数据。研究结果的意义要经统计学处理后方可做出，并标明具体的统计量值和P值。研究结果最好用图或表说明，一般情况下图、表不超过6个。图表设计要合理,表达层次清晰,标注正确。研究人员对统计显著性结果的解读要恰如其分,不可夸大其词;切记对统计不显著结果不能随意篡改,或者只报喜不报忧;结果的表达要注意避免文字、图、表的重复,结果部分一般不引用文献。

（八）讨论

讨论的写作方式灵活多样,内容通常包括:

（1）根据研究结果对引言中提出的问题做出回答、解释。

（2）对研究结果进行论证,并比较是否与理论上预期或他人的结果一致,以及如果不同应如何解释。

（3）根据本研究结果可以得出哪些结论,说明其有何理论意义与应用价值。

（4）指出本研究的局限性与不足之处、有待解决的问题和今后的研究方向。

讨论撰写时需注意的要点包括不简单重复论文中的结果,必须大量查阅相关文献,阐明自己的学术观点要客观、适度。研究人员应通过浓缩事实,归纳总结和分析结果,得出最后的科学结论。

（九）结论

结论的撰写应以研究结果和讨论中的分析为前提,经过严密的逻辑推理而进行最后的判断。撰写结论时应注意的事项主要包括以下几点:

（1）重点突出、观点鲜明地提出一点或几点见解。

（2）用词应恰如其分,避免夸张。

（3）文字精练,切忌重复结果与讨论的内容。

（4）不要写出无结果支持的结论。在卫生管理研究领域,结论之后通常要写建议,研究人员应以研究结果和结论为前提,提出有针对性的具体可行建议。

（十）参考文献

引用的参考文献应为已在公开发行的刊物上正式发表的文献,同时应注重引用最新文献。参考文献的一般要求如下:

（1）凡引用的参考文献应真实可靠有价值。

（2）文献引用要少而精,被引用的部分一定要忠实原作者。

（3）文献不要引用摘要和不经阅读的参考文献。

（4）引用的参考文献按正文中出现的顺序排序。引用文献要注意时效性,以5年内的参考文献最有价值。引用参考文献的数量通常如下:中文研究性论文在10条以内,综述性论文在25条左右,国际期刊通常要列出更多参考文献。未发表的资料和个人通讯报道、新闻报道、会议报道通常不列入参考文献。参考文献应按各杂志稿约规定格式书写。

（十一）致谢

科学研究工作离不开别人的帮助，对课题研究和论文撰写做出过贡献，但又不能列入作者名单的人员，均应在文末以致谢形式将有关人员的名字一一列出。此外，可以在致谢中说明此研究工作是否受到项目资助，注明项目名称和项目号。作者也需事先征得被致谢者的同意，以免发生误会。

四、研究论文写作技巧

（一）论文立题要有深意

一篇论文的影响力及发表的难易程度的最大影响因素是立题的科学意义。原创性强、对本领域的研究具有重大推动作用的论文，或是具有重要实践价值的大型研究，通常会成为举足轻重的好论文。研究人员只有多看本领域的著名专家的文章（如专业领域中高水平的综述、回顾性研究总结等），参加学术会议，学习新方法新技术，实现新方法、新技术的成功嫁接，才能做到立题有深意。

（二）写作时要注意规范和细节

研究论文的规范包括汉字使用及语法修辞得当、专业术语使用准确、数字和计量单位的使用规范，以及统计学分析和图表设计正确。学术论文不要求具有感情色彩，只需应用简短、整洁、通顺的语句，陈述科学事实及其重要意义。在论文中更多地注重规范，尤其是文章中使用的学术名词、简化汉字和计量单位等。

（三）提高论文质量的途径

（1）多读：刻苦钻研业务，扎实地掌握基本理论与基本知识，这是假说形成不犯基本性错误的保证。

（2）多想：是在继承基础上的升华途径。假说形成的正确性主要取决于精心构思。

（3）多问：在论文写作前，应按照"三要素"和"设计五原则"反复进行检查，多问几个"科学性如何"，多向专家、同事请教。

（4）多做：科研论文结论的可靠性如何，通常是以可重复性来反映的。

（5）多改：一篇好的论文一定要经历若干次的修改才能达到完善。

思考题

1.什么是研究报告和研究论文？二者的区别是什么？

2.研究报告和研究论文撰写的目的和基本要求是什么？

3.研究报告主要包括哪些类型？如何撰写研究报告？

4.研究论文主要包括哪些类型？如何撰写研究论文？

5.研究论文的常用写作技巧有哪些？

参考文献

1.[美]阿尔伯特·爱因斯坦.物理学的进化[M].周肇威,译.上海:上海科学技术出版社,1962.

2.[美]艾尔·巴比.社会研究方法[M].11版.邱泽奇,译.北京:华夏出版社,2009.

3.[美]肯尼斯·赫文,托德·多纳.社会科学研究的思维要素[M].重庆:重庆大学出版社,2004.

4.陈向明.质的研究方法与社会科学研究[M].北京:教育科学出版社,2000.

5.陈晓萍,徐淑英,樊景立.组织与管理研究的实证方法[M].2版.北京:北京大学出版社,2012.

6.范伟达,范冰.社会调查研究方法[M].上海:复旦大学出版社,2010.

7.风笑天.社会学研究方法[M].5版.北京:中国人民大学出版社,2018.

8.胡荣.定量研究方法[M].北京:北京大学出版社,2021.

9.贾莉英.卫生政策系统综述方法与应用研究[M].济南:山东大学出版社,2014.

10.王健.卫生管理科研方法[M].北京:人民卫生出版社,2013.

11.杨学儒,董保宝,叶文平.管理学研究方法与论文写作[M].北京:机械工业出版社,2022.

12.殷国荣,郑金平.医学科研方法与论文写作[M].北京:科学出版社,2019.

13.张亮,胡志.卫生事业管理[M].北京:人民卫生出版社,2013.

14. 国家发展研究院, 北京大学. 中国健康与养老追踪调查[EB/OL]. [2023-03-24]. http://charls.pku.edu.cn/.

15. Cochrane Training. The Cochrane Handbook for Systematic Reviews of Interventions[EB/OL]. [2023-03-24]. https://training.cochrane.org/handbook.